Kliniktaschenbücher

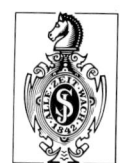

M. Dittmann (Hrsg.)

Respiratoren in der klinischen Praxis

In Zusammenarbeit mit
J. Eckart, P. Hoffmann, P. M. Osswald, F. Renkl
R. Ritz, J. Zeravik

Mit 87 Abbildungen

Springer-Verlag Berlin Heidelberg New York
London Paris Tokyo

PD Dr. MARTIN DITTMANN
Abteilung Anästhesie und Intensivmedizin
Kreiskrankenhaus Bad Säckingen
7880 Bad Säckingen
Bundesrepublik Deutschland

Zeichnungen: S. Körner, Bureau Bassler, Karlsruhe

ISBN 3-540-13309-7 Springer-Verlag Berlin Heidelberg New York
ISBN 0-387-13309-7 Springer-Verlag New York Berlin Heidelberg

CIP-Kurztitelaufnahme der Deutschen Bibliothek
Respiratoren in der klinischen Praxis
M. Dittmann (Hrsg.). In Zusammenarbeit mit J. Eckart . . . [Zeichn.: S. Körner].
Berlin ; Heidelberg ; New York ; London ; Paris ; Tokyo : Springer, 1987
(Kliniktaschenbücher)
ISBN 3-540-13309-7 (Berlin . . .)
ISBN 0-387-13309-7 (New York . . .)
NE: Dittmann, Martin [Hrsg.]; Eckart, Joachim [Mitverf.]

Dieses Werk ist urheberrechtlich geschützt. Die dadurch begründeten Rechte, insbesondere die der Übersetzung, des Nachdrucks, des Vortrags, der Entnahme von Abbildungen und Tabellen, der Funksendung, der Mikroverfilmung oder der Vervielfältigung auf anderen Wegen und der Speicherung in Datenverarbeitungsanlagen, bleiben, auch bei nur auszugsweiser Verwertung, vorbehalten. Eine Vervielfältigung dieses Werkes oder von Teilen dieses Werkes ist auch im Einzelfall nur in den Grenzen der gesetzlichen Bestimmungen des Urheberrechtsgesetzes der Bundesrepublik Deutschland vom 9. September 1965 in der Fassung vom 24. Juni 1985 zulässig. Sie ist grundsätzlich vergütungspflichtig. Zuwiderhandlungen unterliegen den Strafbestimmungen des Urheberrechtsgesetzes.

© Springer-Verlag Berlin Heidelberg 1987
Printed in Germany

Die Wiedergabe von Gebrauchsnamen, Handelsnamen, Warenbezeichnungen usw. in diesem Werk berechtigt auch ohne besondere Kennzeichnung nicht zu der Annahme, daß solche Namen im Sinne der Warenzeichen- und Markenschutz-Gesetzgebung als frei zu betrachten wären und daher von jedermann benutzt werden dürften.
Produkthaftung: Für Angaben über Dosierungsanweisungen und Applikationsformen kann vom Verlag keine Gewähr übernommen werden. Derartige Angaben müssen vom jeweiligen Anwender im Einzelfall anhand anderer Literaturstellen auf ihre Richtigkeit überprüft werden.

Satz-, Druck- und Bindung: Appl, Wemding
2119/3145-543210

Vorwort

Das Buch wendet sich an den in der Intensivmedizin noch wenig erfahrenen Arzt und an das Intensivpflegepersonal. Bei dem zunehmend unübersichtlichen Apparateangebot ging es uns darum, Respiratoren zu beschreiben, die nach unserer Erfahrung im deutschsprachigen Raum in Gebrauch sind; eine Ausnahme bildet der PEEP-Weaner, der als reines CPAP-Gerät in der Spontanatmung eingesetzt wird.

Nach einer Einführung in die Pathophysiologie und die technischen Grundlagen werden alle hier dargestellten Respiratoren im Kontext der eigenen klinischen Erfahrung bewertet. Die Bewertung der Geräte ist der gemeinsame Versuch aller Autoren, zu bekannten wie versteckten Mängeln aus unserer Sicht Stellung zu beziehen. Aus diesem Grund mag das Buch auch für den Krankenhausverwalter von Interesse sein.

Auf die Beschreibung von Maschinen zur „high frequency jet ventilation" wurde bewußt verzichtet, da sich nach unserer Meinung die hieraus resultierenden Beatmungsformen nach wie vor in einem Experimentierstadium befinden und sich im klinischen Alltag bislang nicht durchgesetzt haben.

Dem Springer-Verlag sei für seine Geduld und stetige Hilfe bei der Koordination des Textes ganz herzlich gedankt.

Bad Säckingen, im Sommer 1987   M. DITTMANN

Inhaltsverzeichnis

Teil A: Theoretische Voraussetzungen

Einleitung
(P. M. Osswald) 3

1 Pathophysiologie
(M. Dittmann, F. Renkl) 6

Pathophysiologie der Beatmung in bezug auf die Anforderung
an die Geräte 6
    Definition der Beatmungsmuster 6
    Indikation zur Beatmung 11
Beeinflussung des Patienten durch die Beatmungsmuster 12
    Voraussetzungen und Möglichkeiten eines Respirators
    (Einstellgrößen) 13
    Voraussetzungen und Bedingungen des zu beatmenden
    Patienten – Veränderungen am beatmeten Patienten 14
    Vorschläge für die differenzierte Beatmung 17
Auswirkungen und Wechselwirkungen der Beatmung auf
Organfunktionen 20
    Auswirkung von volumen- und druckbegrenzter Beatmung
    auf den Gasaustausch 20
    Auswirkung der Beatmung auf die Lunge 20
    Auswirkung der Beatmung auf den Kreislauf 21
Akute Komplikationen der Beatmung 22
Langzeitkomplikationen der Beatmung 23

Komplikationen der Beatmung in bezug auf die anatomischen Strukturen des Luftwegs	23
Nosokomiale pulmonale Infektionen unter Beatmung	23

2 Technische Grundlagen der Beatmung
(J. Zeravik, J. Eckart) 25

Klassifizierung von Respiratoren	26
Art der Steuerung	26
Art des Antriebsystems	28
Gerätekreis	30
Verschiedene Antriebsysteme	31
Elektromechanisch	31
Pneumatisch	37
Steuerung von Inspiration und Exspiration	41
Steuerung der Inspiration	41
Gestaltung der Inspiration	41
Steuerung und Gestaltung der Exspiration	44
Trigger	47
Elektronisch	47
Pneumatisch	49
Meßmethoden zur Erfassung und Steuerung von Fluß und Volumen	49
Hitzdrahtanemometer	49
Durchflußwandler	49
Fluidicsteuerung	52
Mikroprozessorsteuerung	54
Modifikation der Beatmung	55

3 Anforderungen an Respiratoren
(P. M. Osswald) 66

Geschichtliche Entwicklung	66
Allgemeine Gesichtspunkte	67
Ausstattung	68
Monitoring	70

Sicherheitsvorkehrungen und Alarme 70
Einstellmöglichkeiten 71
Schnittstellen/Anschlußmöglichkeiten 71
Ergonomische Gesichtspunkte 71
Servicearbeiten, Kosten 75

Teil B: Beschreibung der einzelnen Geräte

Geräte und Herstellerfirmen 79
Bewertungstabellen 184

Sachverzeichnis 219

Mitarbeiterverzeichnis

DITTMANN, M., PD., Dr. med.
Chefarzt der Abteilung Anästhesie und Intensivmedizin,
Kreiskrankenhaus Bad Säckingen
D-7880 Bad Säckingen

ECKART, J., Prof. Dr. med.
Chefarzt der Abteilung für Anästhesiologie und operative
Intensivmedizin, Städtische Kliniken Augsburg
D-8900 Augsburg

HOFFMANN, P.
Gerätetechnik, Institut für Anästhesiologie und Reanimation am
Klinikum der Stadt Mannheim – Fakultät für klinische Medizin der
Universität Heidelberg, Theodor-Kutzer-Ufer
D-6800 Mannheim 1

OSSWALD, P. M., PD., Dr. med.
Oberarzt am Institut für Anästhesiologie und Reanimation am
Klinikum der Stadt Mannheim – Fakultät für klinische Medizin der
Universität Heidelberg, Theodor-Kutzer-Ufer
D-6800 Mannheim 1

RENKL, F., Dr. med.
Oberarzt der Abteilung Anästhesie und Intensivmedizin,
Kreiskrankenhaus Bad Säckingen
D-7880 Bad Säckingen

Ritz, R., Prof. Dr. med.
Leiter der Abteilung für Intensivmedizin, Universitätskliniken,
Kantonsspital
CH-4031 Basel

Zeravik, J., Dr. med.
Oberarzt der Abteilung für Anästhesiologie und operative
Intensivmedizin, Städtische Kliniken Augsburg
D-8900 Augsburg

Abkürzungsverzeichnis

AF	Atemfrequenz/min
ARDS	„adult (acute) respiratory distress syndrome", (akutes) Atemnotsyndrom (des Erwachsenen)
AMV	Atemminutenvolumen
ASB	„assisted spontaneous breathing", assistierte Spontanatmung bzw. Beatmung
AZV	Atemzugvolumen (vgl. V_T)
C.	Compliance
CAV	„computer-aided ventilation", computergestützte Ventilation
CFV	„continuous flow ventilation", Spontanatmung mit einem kontinuierlichen Fluß
CMV	„controlled mandatory ventilation", kontrollierte Beatmung
CV	„closing volume", Verschlußvolumen
CPAP	„continuous positive airway pressure", kontinuierlich positiver Atemwegsdruck (gebräuchlich für die Bezeichnung während der Spontanatmung)
CPPB	„continuous positive pressure breathing" (Synonym für CPAP)
CPPV	„continuous positive pressure ventilation, kontinuierliche Überdruckbeatmung ($=$ IPPV + PEEP)
Demand flow	inspiratorischer Fluß, der erst nach Erzeugung eines Unterdrucks durch Überwindung eines Ventils freigegeben wird
e	Zeitkonstante
E	Exspiration
F_IO_2	O_2-Anteil (Fraktion) im inspiratorischen Gasgemisch

FRC, FRK	funktionelle Residualkapazität
HFPPV	„high frequency positive pressure ventilation", Hochfrequenzbeatmung
Hold	inspiratorische Pause (= Plateau)
HPSV	„high pressure servo valve", computergesteuertes Flußventil
I	Inspiration
IDV	„intermittent demand ventilation", intermittierende bedarfsangepaßte Beatmung (s. MMV)
IFA	„inspiratory flow assistance", inspiratorische Flußassistenz (vgl. CPAP, Spontanatmung)
IHS	„inspiratory help system", Inspirationshilfe
IMV	„intermittent mechanical (mandatory) ventilation", intermittierende mechanische Beatmung
IPPV	„intermittent positive pressure ventilation", intermittierende Überdruckbeatmung
KG	Körpergewicht
MMV	„mandatory (mecanical) minute ventilation", Kombination von Spontanatmung und maschineller Beatmung mit garantiertem Minutenvolumen
Operation modes	spezifische Einstellung von Beatmungsmustern
p	Druck
Δp	Druckdifferenz
p_A	Alveolardruck
p_aO_2, p_aCO_2	arterieller Sauerstoff- bzw. Kohlensäurepartialdruck
p_{AW}	Atemwegsdruck (vgl. p_{Trach})
p_{Mu}	Munddruck
$p_{Ös}$	Ösophagusdruck (entspricht dem intrathorakalen Druck)
PS	„pressure support", Druckunterstützung
p_{Trach}	Trachealdruck = Atemwegsdruck
p_U	Umgebungsdruck
PEEP	„positive endexpiratory pressure", positiv endexspiratorischer Druck
$\dot{Q}_S/\dot{Q}_T$	intrapulmonaler Rechts-links-Shunt (als Anteil des Herzminutenvolumens)
R	„resistance", Widerstand
Weaning	Beatmungsentwöhnung

SIMV	„synchronized intermittent mandatory ventilation", Möglichkeit der Spontanatmung bei maschinell vorgegebener synchronisierter Atemfrequenz und Atemzugvolumen
t_{insp}	Inspirationszeit
ΔV	Volumendifferenz
VK	Vitalkapazität
$\dot{V}$	Flow, Fluß $\left(=\dfrac{\text{Volumen}}{\text{Zeit}}\right)$
V_T	„tidal volume", Atemzugvolumen, totale Ventilation
ZEEP	„zero endexpiratory pressure", endexspiratorischer Druck von Null

Beatmung:	CMV, CPPV, IPPV
Spontanatmung:	CPAP
Mischformen der Beatmung:	Druckunterstützte Spontanatmung: IHS = ASB = IFA = PS, IDV, IMV, SIMV, MMV, DMMV („Dräger mechanical minute ventilation") EMMV („Engström mechanical minute ventilation")

Teil A
Theoretische Voraussetzungen

Einleitung

P. M. Osswald

Ein hoher Prozentsatz der Patienten, die auf einer Intensivstation behandelt werden, leidet infolge unterschiedlichster Ursachen an respiratorischer Insuffizienz und bedarf der Beatmung.
Für die Mehrzahl der Patienten bedeutet dies die Anwendung von intermittierend positiven Beatmungsdrücken. Dabei bestehen während der Beatmung enge Beziehungen zwischen den physikalischen Charakteristika der Respiratoren und den physiologischen Auswirkungen, die sich durch ihren Einsatz am Patienten ergeben.
Die Kenntnis solcher physikalischer Prinzipien, der Konzeption der zur Verfügung stehenden Respiratoren und der daraus erwachsenden klinischen Problematik ist eine wesentliche Voraussetzung, Auswirkungen eines Respiratoreinsatzes am Patienten einschätzen und in seinen Folgen beurteilen zu können. Ein solches Verständnis versetzt den intensivmedizinisch tätigen Arzt in die Lage, das therapeutische Konzept optimal nach den individuellen Bedürfnissen des Patienten auszurichten.
Zum Verständnis solcher Wechselwirkungen müssen die heute auf dem Markt erhältlichen und gebräuchlichsten Respiratoren unter 2 Gesichtspunkten betrachtet und beurteilt werden:
1) Beschreibung und Beurteilung ihrer Funktion,
2) Betrachtung und Beurteilung ihrer Leistungen in bezug auf die an sie gestellten Anforderungen.

Der auf der Intensivstation tätige Arzt bzw. das dort tätige Pflegepersonal stehen in der Regel vor dem Problem, mit einer hochdifferenzierten apparativen Ausrüstung am Patienten arbeiten zu müssen, so auch mit hochentwickelten Respiratoren. Oft steht aber nur mangelhaftes Lehrmaterial zur Verfügung. Die in der Regel vorhandenen Manuale, Lehr- und Handbücher sind entweder zu wenig praxisgerecht, als daß sie bei der täglichen Arbeit eine Unterstützung darstellten, oder aber sie sind so detailliert, daß sie den Arzt und das Pflegepersonal nicht mehr ansprechen und den Bedürfnissen nicht gerecht werden können. Die Folge ist, daß Arzt und Pflegepersonal bei der täglichen Arbeit mit den Respiratoren unsicher sind. Es besteht somit keine Möglichkeit, optimale Bedingungen zu schaffen. Es kann z. B. geschehen, daß ein Patient mit einem hochdifferenzierten, teuren Respirator beatmet wird, ohne daß die einfachsten technischen und ergonomischen Aspekte und ihre Wechselwirkungen bei dessen Einsatz Berücksichtigung finden.

Da in der üblicherweise zur Verfügung stehenden Literatur die Respiratorfunktionen in der Regel ausführlich und exakt beschrieben sind, sollen hier die Anforderungen an die Respiratoren, die sich aus der täglichen Praxis der Beatmung auf der Intensivstation anhand der entsprechenden Literatur und anhand von eigenen Überlegungen ergeben, erarbeitet und dargestellt werden. Die Respiratoren werden unter Berücksichtigung dieser Anforderungen beurteilt.

Ziel des Buches ist es, zunächst eine kurze Beschreibung der pathophysiologischen Besonderheiten des ateminsuffizienten Patienten zu geben, aus denen sich Indikationen und Beeinflussungsmöglichkeiten durch differenzierte Beatmungstechniken einschließlich der Wechselwirkungen und Besonderheiten ableiten lassen.

In Kap. 2 werden die technischen Details besprochen, die den Erfordernissen der täglichen intensivmedizinischen Praxis entsprechen. In einer straffen, schematischen Gliederung und in tabellarischen Übersichten werden Abgrenzungen, Klassifikationen und Definitionen der Respiratoren erläutert. Die Beschreibung der wichtigsten Respiratorfunktionen, wie Steuermechanismen, Flußmuster, Operation modes und Antriebsarten, ermöglichen es dem Pflege- und dem ärztlichen Personal, die für sie in der täglichen Praxis am Krankenbett notwendigen Informationen zu erhalten.

Die Beschreibung der Anforderungen, die an Respiratoren zu stellen sind, orientiert sich an allgemeinen ergonomischen Gesichtspunkten, an der notwendigen Ausstattung, der Anordnung des erforderlichen Monitorings, an Schnittstellen, Sicherheitsvorkehrungen und an den unterschiedlichen Klinikstrukturen. Hinzu kommt die Erörterung ökonomischer Anforderungen wie Anschaffungskosten, Kosten für Wartung, Reinigung und Betriebskosten. Die Notwendigkeit spezifisch technischer Voraussetzungen sowie die Problematik der Gerätewartung werden kritisch beleuchtet.

Die Beschreibung der einzelnen Respiratoren konzentriert sich auf ihre Funktionen und Leistungen im Hinblick auf die in der täglichen Praxis gestellten Anforderungen. Hier wird insbesondere auch den Bedürfnissen Rechnung getragen, die sich bei einer Neuanschaffung von Respiratoren ergeben, sowie auch den Bedürfnissen des auf der Beatmungsstation tätigen Arztes bzw. Pflegepersonals, die mit der Vielfalt der heute zur Verfügung stehenden Technologien arbeiten.

Eine Reihe von Faktoren muß berücksichtigt werden, wenn man sich mit dem Gedanken des Neukaufs eines Respirators befaßt. Hier stellt sich im besonderen auch die Frage, mit welcher Zielsetzung man einen Respirator einsetzen will, d.h. die Frage nach der Kenntnis des entsprechenden Krankenguts. Zur Zeit kann wohl kaum ein Respirator optimale Voraussetzungen für alle Patienten – vom Neugeborenen bis zum Erwachsenen – bieten.

Im allgemeinen wird es sich wohl empfehlen, einen einfacheren Respiratortyp als Grundtyp für die Beatmung auf der Intensivstation zur Verfügung zu halten und daneben einen zweiten Respiratortyp, der für differenziertere Beatmungstechniken zur Verfügung stehen sollte. Letztlich wird eine solche Entscheidung von der speziellen Krankenhausphilosophie bzw. der jeweiligen Krankenhausstruktur abhängig gemacht werden müssen.

Allerdings sollten auf einer Intensivstation von jedem Respiratortyp mindestens 2 Geräte zur Verfügung stehen, damit jederzeit ein Ersatzgerät vorhanden ist.

Aus diesem Grund ist es auch empfehlenswert, daß man einen Respirator vor dem endgültigen Kauf über eine gewisse Zeit auf der Intensivstation, auf der er später eingesetzt werden soll, testet, um so seine Leistungen und Fähigkeiten in bezug auf das entsprechende Patientengut kennenlernen und beurteilen zu können.

1 Pathophysiologie

M. Dittmann, F. Renkl

Pathophysiologie der Beatmung in bezug auf die Anforderung an die Geräte

Definition der Beatmungsmuster

- Spontanatmung ist aktive Ein- und passive Ausatmung durch den Patienten selbst.
- Beatmung ist die Übernahme der Atemarbeit mittels eines Geräts.

Die verschiedenen Atemmuster lassen sich am besten durch Beobachtung des intrapulmonalen Druckverlaufs während der In- und Expiration veranschaulichen.

Während der Inspiration sinkt der intrapulmonale Druck unter Atmosphärendruck.

In der Exspiration entsteht ein Druckanstieg über Atmosphärendruck (Abb. 1.1).

Eine maschinelle Beatmung erfolgt mittels Applikation von Überdruck auf die Atemwege.

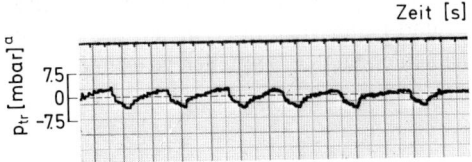

Abb. 1.1. Intratrachealer Druck bei reiner Spontanatmung (O Atmosphärendruck)

IPPV: „intermittent positive pressure ventilation", intermittierende Überdruckbeatmung;
CMV: „controlled mandatory ventilation", kontrollierte Beatmung (dieser Begriff wird synonym zu IPPV verwendet; Abb. 1.2).
Bei der assistierten Beatmung führt ein Inspirationsimpuls von vorwählbarer Intensität (Trigger) zur Auslösung eines Beatmungshubs (Abb. 1.3).
Seufzer: zusätzliche Addition von Inspirationsvolumen in vorwählbarer Atemfrequenz und Atemtiefe.
CPPV: „constant positive pressure ventilation" = IPPV + PEEP;
PEEP: positive endexpiratory pressure", positiver endexspiratorischer Druck (Abb. 1.4).
IMV: intermittent mechanical (mandatory) ventilation", intermittierende mechanische Beatmung (Abb. 1.5).
Hier handelt es sich um fest vorgegebene Beatmungszyklen; dazwischen kann der Patient spontan atmen.
Wird der Beatmungszyklus vom spontan atmenden Patienten getriggert (ausgelöst), nennt man das *SIMV* (synchronisierte intermittierende mechanische Beatmung).

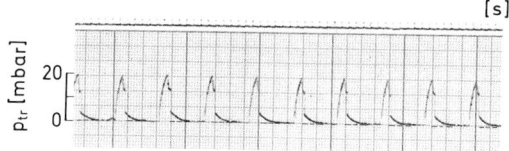

Abb. 1.2. Kontrollierte Beatmung

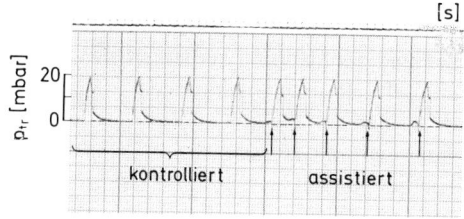

Abb. 1.3. Kontrollierte vs. assistierte Beatmung (↑Triggerimpuls)

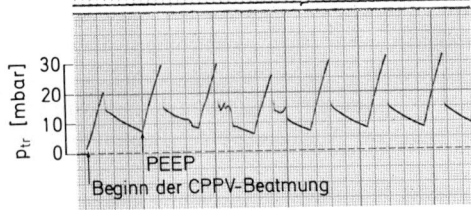

Abb. 1.4. CPPV

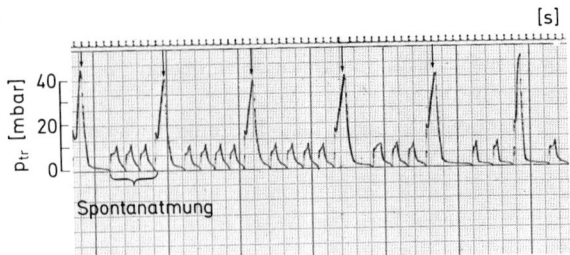

Abb. 1.5. IMV (↓maschinell vorgegebener Atemzyklus)

MMV: „mechanical (mandatory) minute ventilation", mechanisches Minutenvolumen. Der Patient atmet bei vorgewähltem Atemminutenvolumen (AMV) soviel er selbst kann, der Differenzbetrag zum vorgegebenen AMV wird von der Maschine zugegeben. Damit ist ein konstantes Minutenvolumen für den Patienten garantiert.
Nachteil: Unzureichende Atemtiefe der Spontanatmung (Totraumventilation) wird von der Maschine nicht berücksichtigt. Hinter DMMV (Dräger „mechanical minute ventilation"), EMMV (Engström „mechanical minute ventilation") und IDV („intermittent demand ventilation") verbergen sich Synonyme ohne wesentliche klinisch relevante Unterschiede.

Inspiratorische Assistenz
Hierbei handelt es sich um die Form einer Beatmung. Bei erhaltener Atemsteuerung des Patienten kann diesem maschinell ein inspiratorischer Gasfluß unterschiedlicher Stärke angeboten werden

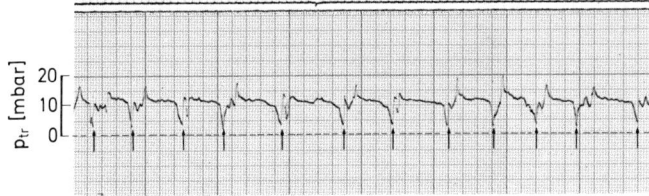

Abb. 1.6. Spontanatmung mit ASB bzw. IHS bzw. PS (↑maximale Inspirationstiefe)

(verschiedene Abkürzungen, je nach Hersteller, beinhalten dasselbe Prinzip).

IFA: „inspiratory flow assistance", inspiratorische Flußassistenz;
IHS: „inspiratory help system", Inspirationshilfe;
PS: „pressure support", Unterstützungsdruck;
ASB: „assisted spontaneous breathing", assistierte Spontanatmung.

Die inspiratorischen Assistenzverfahren stellen im Prinzip eine Rückerinnerung an die früheren druckbegrenzten Beatmungsformen dar. Der Anteil applizierter Atemarbeit kann zwischen nahezu vollständiger Spontanatmung und reiner Beatmung je nach Inspirationsfluß schwanken. Der Einsatz dieser gemischten Beatmungsformen wird erst durch kontinuierliches Monitoring anwendbar.

Bei der assistierten Spontanatmung hat der Patient noch eine spontane Eigenaktivität. Durch eine vorzugebende Druckgrenze schiebt die Maschine bis zum Grenzwert Atemvolumen nach. Es handelt sich demnach um eine Mischung aus druckbegrenzter Beatmung und Spontanatmung.

Das Verfahren kann zur Beatmung eingesetzt werden (Abb. 1.6).

CPAP: „continuous positive airway pressure", kontinuierlich positiver Atemwegsdruck.

Der Patient atmet spontan auf einer maschinell vorgegebenen erhöhten Atemmittellage. Maschinen, die nicht auch in der *Inspirationsphase* einen positiven Druck aufrechterhalten können, entsprechen damit *nicht* der Definition von CPAP (Abb. 1.7).

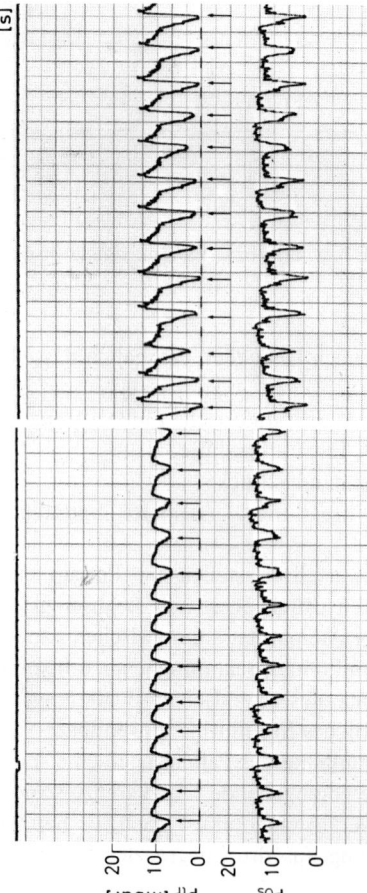

Abb. 1.7. Verschiedene CPAP-Systeme bei demselben Patienten (*links* CPAP, *rechts* kein CPAP; ↑Inspirationsmaximum)

Indikation zur Beatmung

Die Indikation zur Beatmung ist die akute respiratorische Insuffizienz, d. h., daß die Atemarbeit des Patienten seiner eigenen CO_2-Produktion nicht gerecht wird. Darunter versteht man eine akute alveoläre Hypoventilation, unabhängig von der Ursache, wobei die CO_2-Produktion des Körpers durch die Lunge nicht mehr abgeatmet werden kann, oder die Oxygenierung nicht ausreichend ist.
Meßgrößen bei Gasaustauschstörungen (zusätzlich zu den schwer faßbaren klinischen Zeichen, wie Zyanose, Nasenflügeln, Eindruck der Thoraxexkursion, schwacher Hustenstoß usw.) sind:

p_aCO_2 >50 mm Hg (6,6 kPa), (je nach Alter und Vor-
p_aO_2 <40-60 mm Hg (5,3-8 kPa) zustand der Lunge des
(bei Zimmerluft), Patienten);

pH   <7,3,
AF   >40/min,
VK   <15 ml/kg KG.

Ursachen der respiratorischen Insuffizienz, die zur Beatmung führen können:
1) pulmonale Erkrankungen:
- „acute respiratory distress syndrome" (ARDS),
- akute Pneumonien,
- akute dekompensierte chronische Lungenerkrankung,
- toxisches Lungenödem,
- massive Lungenembolie;
2) extrapulmonale Erkrankungen:
- peripher-nervöse Erkrankungen (z. B. Poliomyelitis),
- zentral-nervöse Erkrankungen (z. B. Meningitis),
- neuromuskuläre Erkrankungen (z. B. Tetanus),
- Schädigung des Atemzentrums (z. B. Vergiftung, Koma);
3) Thoraxskeletterkrankungen;
4) Polytrauma;
5) kardiovaskuläre Erkrankungen:
- ausgedehnter Myokardinfarkt,
- akute Linksherzinsuffizienz;
6) Sepsis.

Je nach Patientenzustand ergeben sich Indikationen verschiedener Beatmungsarten (Operation modes):

	assistiert oder ASB	kontrolliert	IMV	CPAP
chronische Atemwegserkrankung	X			X
Weaning	X		X	X
ARDS (Erwachsene und Kinder)		X	(X)	
Apnoe (ZNS-Dysfunktion, neuromuskuläre Paralyse, Medikamentenüberdosierung)		X		
instabiler Thorax		X	X	X
fortgeschrittene Stadien des ARDS (Einsatz von „high PEEP", verlängerter Inspirationszeit)		X		

Beeinflussung des Patienten durch die Beatmungsmuster

Im Gegensatz zur Spontanatmung wird bei Beatmung zu Beginn der Inspiration nicht der Alveolardruck auf subatmosphärische Werte erniedrigt, sondern der Mund- bzw. Trachealdruck erhöht. Damit steigt in der Inspiration der Alveolardruck auf überatmosphärische Werte an. Während der Exspiration fällt der Druck im Atmungssystem und damit auch der Alveolardruck wieder auf atmosphärische Werte bzw. auf dem im Gerät eingestellten PEEP-Wert ab (Abb. 1.8).
Somit kann die Aufgabe eines Beatmungsgeräts in keinem Fall darin bestehen, das physiologische Atemmuster des Menschen

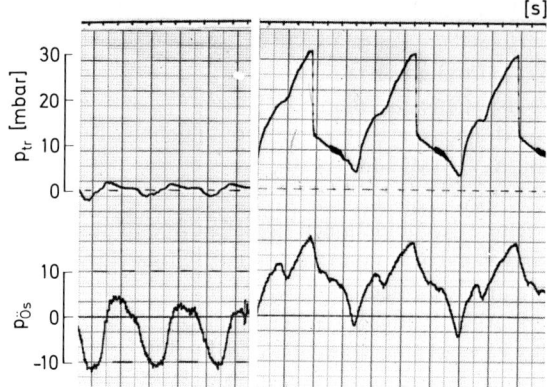

Abb. 1.8. Spontanatmung *(links)* vs. Beatmung *(rechts)* mit PEEP

nachzuahmen. Die inspiratorische Verteilung der Ventilation und die Auswirkung auf andere Organsysteme sind grundverschieden von der Spontanatmung. Die maschinelle Beatmung kann somit nur mit den ihr eigenen Variablen durchgeführt werden, um einen optimalen Gasaustausch zu ermöglichen.

Voraussetzungen und Möglichkeiten eines Respirators (Einstellgrößen)

Die grundsätzlichen Möglichkeiten eines Respirators liegen in den frei wählbaren Kenngrößen der Beatmung in bezug auf den Atemzyklus.
Kenngrößen für die Beatmung:
1) Atemzugvolumen (AZV),
2) inspiratorischer Druck,
3) inspiratorischer Fluß,
4) inspiratorisches Druckplateau,
5) Atemfrequenz,
6) Atemzeitverhältnis,
7) Druck in der Exspiration,
8) integrierte Spontanatmung.

In bezug auf die Folge mehrerer Atemzyklen kann ein Respirator verschiedene Beatmungsarten ermöglichen:
1) kontrollierte Beatmung,
2) assistierte Beatmung,
3) Möglichkeit zur Spontanatmung ohne oder mit CPAP,
4) IMV, SIMV und MMV,
5) ASB.
Weitere Kombinationen zwischen Spontanatmung und Beatmung sind denkbar, so daß in Zukunft mit der Erweiterung der Nomenklatur zu rechnen ist.
Die Ausführung dieser Beatmungsarten und deren technische Realisierung wird in Kap. 2 beschrieben.
Grundsätzlich lassen sich die Möglichkeiten eines Respirators mit den regelbaren Phasen einer Luftpumpe verständlich machen.

Voraussetzungen und Bedingungen des zu beatmenden Patienten – Veränderungen am beatmeten Patienten

Dem Patienten sollte größtmögliche Autonomie bei der Atmungsselbststeuerung überlassen werden. Dies erfordert jedoch die Möglichkeit der assistiert/kontrollierten Beatmung von seiten des Respirators. Damit lassen sich eine Relaxierung und massive Analgetikagabe in vielen Fällen vermeiden. Zur Gewährleistung der assistierten Beatmung wird ein Trigger als Schaltelement benötigt, um das spontane Inspirationsbestreben des Patienten durch einen am Beatmungsgerät zeitgerecht ausgelösten Atemhub von gewählter Tiefe unterstützen zu können. Ein Ankämpfen des Patienten gegen die Maschine ist so in erster Linie durch eine Adaptation des Beatmungsmusters und der Triggerschwelle zu behandeln und erst in zweiter Linie durch Medikamente.

Eine weitere Möglichkeit, das eigene Atemzentrum so wenig wie möglich zu beeinträchtigen, liegt in der Anwendung intermittierender maschineller Hübe (IMV) bei teilweise spontaner Atemtätigkeit.

Die Anforderungen an ein Beatmungsgerät werden differenzierter, wenn eine Störung der Lungenfunktion vorliegt.

Aufgabe eines Beatmungsgeräts im engeren Sinne ist die Sicherstellung und damit eine möglichst gleichmäßige Konvektion der Atemgase in der Lunge, um so überall gleiche Vorbedingungen für die Diffusion zu erreichen.

Die Füllung eines funktionellen Kompartiments der Lunge ist abhängig von seiner Compliance (C.) und seiner Resistance (R). Steife Alveolen (niedrige Compliance) müssen mit erhöhtem Druck gefüllt werden. Kompartimente mit hoher Resistance haben einen erhöhten Zeitbedarf für ihre Füllung.

Die Geschwindigkeit der Füllung (und Entleerung) wird durch die Zeitkonstante e bestimmt. Die Zeitkonstante e ist das Produkt aus C. und R (Nunn 1977). Eine ungleichmäßige Verteilung des Atemgases in der Lunge kommt durch regionale Veränderungen von C. und R zustande.

Die Verteilung des Atemgases kann im Idealfall trotzdem gleichmäßig sein, wenn eine Alveole mit niedriger Compliance eine erhöhte Resistance oder eine Alveole mit hoher Compliance eine niedrige Resistance aufweist. Durch angepaßte Verteilung des Gasflusses sind hierbei die statische und die dynamische Compliance gleich (Abb. 1.9).

Die Verteilung des Inspirationsgases wird besonders ungleichmäßig, wenn steife Alveolen eine niedrige Resistance und Einheiten mit hoher Compliance eine hohe Resistance zeigen.

Die Füllgeschwindigkeit der erstgenannten Alveole ist kurz, („fast alveolus") jedoch beim 2. Kompartiment deutlich verlängert, („slow alveolus") so daß die Füllung bei Begrenzung der Inspirationszeit nicht erbracht werden kann. Daraus folgt eine regionale Hypoventilation.

Bei kleiner Zeitkonstante, die praktisch vorwiegend durch eine kleine Compliance gekennzeichnet ist, wird der Druck, der zur Füllung der steifen Alveole nötig ist, zum limitierenden Faktor.

Bei globaler Resistanceerhöhung der Lunge (obstruktive Atemwegserkrankungen) muß genügend Zeit für Füllung und Entleerung der Lunge zur Verfügung stehen.

Der erforderliche Druck zur Überwindung einer reduzierten Compliance bewirkt in Kompartimenten mit erhöhter Compliance eine Flußerhöhung mit der Gefahr, daß dort der laminare Gasfluß in eine turbulente Strömung übergeht und so der Widerstand weiter wächst. Damit stehen Forderungen zur Beatmung z. T. einander entgegen, welche sich bei global verminderter Compliance (erhöh-

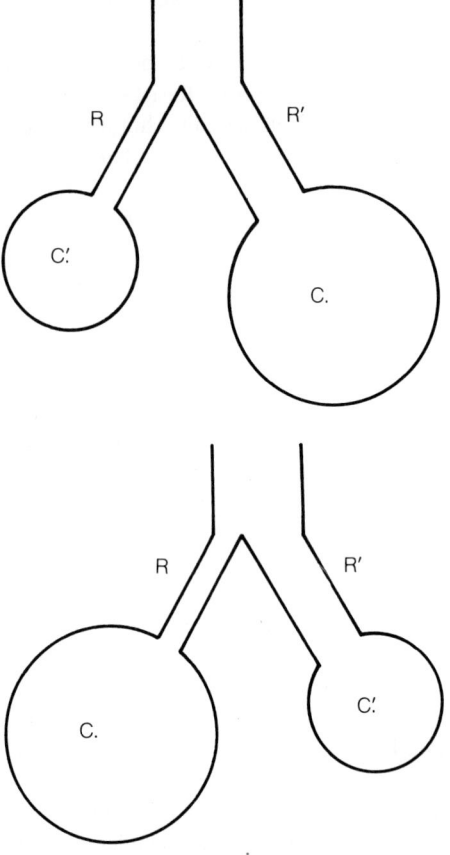

Abb. 1.9. C. und R in den Alveolen (Zeitkonstante e = R'·C. = R·C.'; R' niedrige Resistance, R hohe Resistance, C. hohe Compliance, C.' niedrige Compliance)

ter Druck zur Überwindung der kleinen Compliance) durch flußbedingte Resistanceerhöhung in Arealen mit erhöhter oder normaler Compliance (und dadurch erhöhter Zeitkonstante e) ergeben.

Zur Überwindung regional erhöhter Widerstände ist das Vorhandensein eines inspiratorischen Druckplateaus wichtig. Damit können Unterschiede in der dynamischen und statischen Compliance

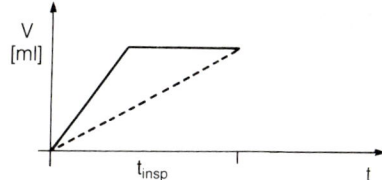

Abb. 1.10. Inspiratorisches Druckplateau

verschiedener Lungenkompartimente ausgeglichen werden (Abb. 1.10). Dagegen ist einer globalen Widerstandserhöhung zur Vermeidung hoher Drücke auf Alveolen mit normaler oder verminderter Resistance (Gefahr des Barotraumas) mit einem langsamen inspiratorischen Fluß entgegenzuwirken.

Der wichtigste Beitrag zur Überwindung sowohl einer verminderten Compliance als auch einer erhöhten Resistance liegt in der Erhöhung des endexspiratorischen Drucks (PEEP). Dies verhindert oder verzögert einen Alveolenkollaps und bewirkt durch eine Weiterstellung des Bronchialbaums der Lunge eine Senkung des Atemwegswiderstands (Ashbaugh et al. 1969, Powers 1973).

Dies gilt nicht nur für die verschiedenen Formen der Beatmung, sondern ebenso für die Spontanatmung mit kontinuierlich erhöhtem Atemwegsdruck (CPAP).

Eine wesentliche Forderung an den Hersteller ist es, niedrige in- und exspiratorische Widerstände am Atemgerät zu gewährleisten, um die Atemarbeit des Patienten möglichst gering zu halten.

Vorschläge für die differenzierte Beatmung

Atemzugvolumen

Seit den Untersuchungen von Bendixen (1963) ist bekannt, daß etwa das 2fache des sog. normalen Atemzugvolumens erforderlich ist (ca. 12–15 cm³/kg KG), um die Atelektasenbildung zu verhindern bzw. zu vermindern und die arterielle Oxygenation normal aufrechtzuerhalten oder sie im Falle einer bestehenden Störung zu normalisieren. Nach Suter (1978) gehen Atemzugvolumina dieser Größenordnung mit höchstmöglicher Compliance einher.

Inspirationsdruck

Höhe und Verlauf des Atemwegsdrucks in der Inspirationsphase ergeben sich bei gegebenem Fluß aus den atemmechanischen Eigenschaften von Lunge und Thorax (Compliance und Resistance) sowie aus der gewählten „Luftbrücke" (Tubusquerschnitt, Länge, Material). So ergibt sich ein flacher Druckanstieg bei niedrigem Fluß oder hoher Compliance. Übersteigt der vom Beatmungsgerät gelieferte Fluß kurzfristig den in die Lunge abströmenden, so kommt es zur Ausbildung einer Druckspitze. Unter vorgegebenen Beatmungsbedingungen repräsentiert der Spitzendruck den inspiratorischen Widerstand (Resistance), der Plateaudruck die Compliance von Lunge und Thorax.

Hoher inspiratorischer Fluß: Spitzendruck = Resistance;
Compliance = Plateaudruck

Inspiratorischer Fluß

Niedrige inspiratorische Gasströmungen in der Größenordnung von 5–30 l/min, fördern die günstige Verteilung des Atemzugvolumens innerhalb der Lunge und bewirken eine verbesserte Entfaltung von erkrankten Gasräumen mit abnorm hohen Strömungs- und z. T. auch elastischen Widerständen (Gasräume mit langen Zeitkonstanten).

Endinspiratorisches Druckplateau

Dieses begünstigt nach abgeschlossener Insufflation den intrapulmonalen Druck- und Volumenausgleich. Ist die inspiratorische Strömung hoch, z. B. größer als 60 l/min und fehlt ein endinspiratorisches Plateau, so reicht die Dauer der Inspiration u. U. für die Entfaltung und Füllung von Gasräumen mit langer Zeitkonstante nicht aus. Es kommt dann in den betroffenen Bezirken zur Abnahme des Belüftungs-Durchblutungs-Verhältnisses und damit zu einem Rechts-links-Shunt mit Abfall des arteriellen pO_2.

Frequenz
Niedrige Beatmungsfrequenzen (von 5–10 Atemzügen/min) sind erforderlich, um eine Normokapnie bei großen Atemzugvolumina erzielen zu können.

Atemzeitverhältnis (I:E)
Bei einem Verhältnis I:E≧1 tritt während der lang dauernden maschinellen Inspiration eine Behinderung des venösen Rückflusses auf, welcher während der kurzen Exspirationszeit u. U. nicht mehr kompensiert werden kann. Die Angabe des Atemzeitverhältnisses darf nur in Relation zu den Echtzeiten von In- und Exspiration betrachtet werden. Bei schwerem akuten Lungenversagen ist es deshalb oft nötig, das Verhältnis I:E>1 einzustellen („inversed ratio ventilation", IRV). So kann noch eine Verbesserung des pulmonalen Gasaustauschs und damit eine bessere Oxygenation erzielt werden.

Bei obstruktiven Ventilationsstörungen ist die Exspirationszeit entsprechend der Klinik des Patienten zu verlängern, so daß wenigstens das inspiratorische Volumen ausgeatmet werden kann.

Positiv endexspiratorischer Druck (PEEP)
Zu den größten therapeutischen Fortschritten in der Respiratortherapie gehört die Anwendung des PEEP (Ashbough et al. 1969). Je kleiner die Lungencompliance und je geringer die funktionelle Residualkapazität (FRC) ist, um so markanter ist die Verbesserung des Gasaustauschs mit PEEP. Zur Korrektur der Auswirkungen von PEEP auf den Kreislauf ist eine sorgfältige differenzierte Kreislaufdiagnostik erforderlich.

Kontinuierlich positiver Atemwegsdruck (CPAP)
Mit der FRC-Erhöhung durch CPAP kommt es zu einer Verbesserung der Compliance. Die Folge davon ist ein p_aO_2-Anstieg bei gleicher F_IO_2. Je nach Schwere der Gasaustauschstörung kann man auf maschinelle Beatmung verzichten und die Behandlung auf die Unterstützung der Spontanatmung durch einen kontinuierlich positiven Atemwegsdruck (CPAP) beschränken.

Nach unserer Erfahrung hat sich die Spontanatmung mit CPAP als sog. intermittierender Masken-CPAP zur Behandlung von Gasaustauschstörungen verschiedenster Genese bewährt (postoperative Lungenfunktionsstörungen, Pneumonie, obstruktive Lungenerkrankungen).

Auswirkungen und Wechselwirkungen der Beatmung auf Organfunktionen

Auswirkung von volumen- und druckbegrenzter Beatmung auf den Gasaustausch

Ein langjähriger Streit Ende der 60er Jahre, ob die druckbegrenzte oder die volumenbegrenzte Langzeitbeatmung für den Patienten besser sei, läßt sich zurückführen auf eine Unterbewertung des Begriffs der Compliance ($C. = \frac{\Delta V}{\Delta p}$).

Setzt man sich zum Ziel, das inspiratorische Lungenvolumen (FRC + V_T) möglichst konstant zu halten, so ist das bei absinkender Compliance nur durch eine volumenkonstante Beatmung möglich. Wird der Druck konstant gehalten, so muß bei Verschlechterung der Compliance das Beatmungsvolumen abnehmen.

Da z. B. bei einer postoperativen respiratorischen Insuffizienz immer ein Abfall der FRC vorliegt, wird man mit druckbegrenzter Beatmung Hypoventilationen provozieren, die im Circulus vitiosus, d. h. bei Atelektasen und Pneumonien, enden.

Auswirkung der Beatmung auf die Lunge

Die endotracheale Intubation bewirkt einen Abfall der FRC. Ein kleines Atemzugsvolumen (V_T) begünstigt beim Beatmeten Atelektasenbildung (Bendixen et al. 1963).

Bei Patienten mit großem Verschlußvolumen („closing volume"), bei welchen das inspiratorische Lungenvolumen (FRC + V_T) überstiegen wird, kommt es bei IPPV-Beatmung zu einem Rechts-links-Shunt ($\dot{Q}_S/\dot{Q}_T$). Als Verschlußvolumen bezeichnet man dasjenige Volumen, bei dem die kaudalwärts gerichteten Lungenanteile als

Folge von Verschlüssen der kleinen Luftwege nicht mehr belüftet werden. Eine Reduktion von $\dot{Q}_S/\dot{Q}_T$ ist möglich durch die differenzierte Beatmung mit großen Atemzugvolumina, z. B. V_T größer als das individuelle „closing volume" (CV). (Hedenstierna et al. 1984).
Extreme Überblähung der Lunge ($V_T > 50$ ml/kg KG) führt zur Abnahme der „surfactant produktion" (Woo et al. 1970).
In Seitenlage erhält die obenliegende Lungenseite unter Überdruckbeatmung mehr Volumen als die herabhängende. Letztere wird dagegen besser perfundiert.
CPPV (= IPPV + PEEP) führt zur Erhöhung der FRC. Die FRC-Erhöhung ist gleichbedeutend mit Erhöhung der Atemmittellage! Etwa 5 cm PEEP entsprechen ca. 400–500 ml FRC-Zunahme.
FRC-Zunahme führt zur besseren Belüftung der am Gasaustausch teilnehmenden Alveolen.
Der Totraumquotient V_D/V_T wird kleiner bei PEEP-Erhöhung.

Auswirkung der Beatmung auf den Kreislauf

Die Beatmung führt beim Gesunden zu einer gewissen Abnahme des Herzzeitvolumens. Bei Zunahme des Atemmitteldrucks und des inspiratorischen Spitzendrucks kommt es zur Abnahme des Herzzeitvolumens durch Behinderung des venösen Rückstroms. Diese Abnahme des Herzzeitvolumens unter der Beatmung wird beim herzgesunden Patienten durch die Zunahme des peripheren Gefäßwiderstandes kompensiert.
Bei Überdruckbeatmung mit PEEP (CPPV) wird der venöse Rückstrom stärker behindert, was zu einer deutlichen Abnahme des Herzzeitvolumens führen kann. Das läßt sich ausgleichen durch Auffüllung des Gefäßsystems, ggf. durch den gleichzeitigen Einsatz von vasoaktiven Substanzen (z. B. Adrenalin). Der O_2-Transport (O_2-Gehalt · Herzzeitvolumen) kann ansteigen, solange unter PEEP-Beatmung der p_aO_2 erhöht wird. Der O_2-Transport nimmt ab, wenn bei sehr hohen PEEP-Werten ein stark erniedrigtes Herzzeitvolumen resultiert. Ziel von CPPV ist ein optimaler O_2-Transport.
Bei vorgeschädigten Patienten mit pulmonal arteriellen Lungenerkrankungen und Herzinsuffizienz sind die hämodynamischen

Reaktionen auf CPPV wegen des nicht vorhersehbaren myokardialen Zustands des Patienten nicht voraussehbar. Es kommt bei diesen Patienten zu einer Verstärkung der Na- und H_2O-Retention, welche mit Diuretika bedarfsgerecht gesteuert werden muß.

Patienten mit vorbestehender Herzinsuffizienz neigen unter der Beatmung zu Hypotensionen. Verminderung des arteriellen Perfusionsdrucks führt im Gefolge zur Minderperfusion der Organe Niere, Hirn, Leber, Splanchnikusgebiet).

Therapie: Gabe vasoaktiver Substanzen zur Erhöhung des Herzzeitvolumens.

Akute Komplikationen der Beatmung

Barotrauma
Der Pneumothorax ist abhängig von der Lungencompliance, dem Atemmitteldruck und dem Inspirationsspitzendruck bei der Beatmung. Die Inzidenz eines Pneumothorax steigt mit der Zunahme von PEEP.

Subkutanes Hautemphysem
Dieses ist meist Zeichen für einen Pneumothorax, kann aber manchmal röntgenologisch nicht sichtbar sein. *Therapie:* Bülau-Drainage.

Mediastinales Emphysem
Mediastinale Emphyseme sind gelegentlich Folgen von Tracheotomien; es kommt zur Luftunterwanderung über den mediastinalen Fettkörper. Häufig ist das mediastinale Emphysem mit einem Pneumothorax verbunden.
Therapie: Entfernung der Hautnähe der Tracheoteomiewunde und ggf. Bülau-Drainage bei Pneumothorax.

Pneumoperikard
Dies ist ein seltenes Ereignis; es kann zur Herztamponade führen.
Therapie: Bei hämodynamischer Beeinträchtigung sofortige Drainage durch Punktion des Perikards.

Langzeitkomplikationen der Beatmung

Komplikationen der Beatmung in bezug auf die anatomischen Strukturen des Luftwegs

Bei Langzeitbeatmung treten häufig Nebenwirkungen durch den Tubus, wie Reizung der Stimmbänder mit Heiserkeit und gelegentlich eine Stimmbandverletzung auf. Langzeitintubation von mehreren Tagen führt nicht selten durch Druckalteration des Cuffs auf die Stimmbänder und das Trachealepithel zu Mukosaulzerationen und Nekrosen. Gummimaterial verschärft diese Tatsache, deshalb sind Gummituben für Langzeitbeamtete obsolet.
Schock sowie Minderperfusion der kapillären Strombahn „fördern" den Trachealschaden. Die Folgen sind Ödeme und Infekte der Luftwege im alterierten Bereich.
Verschieden starke Knorpelschäden der Trachea können zu Trachealstenose, Malazie sowie Perforation und Fistelbildung (tracheoösophageale Fistel) führen. Letztere endet nicht selten tödlich. Eine Verhütung dieser Schäden ist heute weitgehend durch Plastiktuben mit Niederdruckmanschetten möglich, wobei der Cuff großvolumig konfiguriert sein muß. Der Cuff wird vorzugsweise mit wäßrigen Lösungen und nicht mit Luft gebläht (*cave:* hoher Ausdehnungskoeffizient von Luft).

Nosokomiale pulmonale Infektionen unter Beatmung

Durch die künstliche Luftbrücke (Tubus, Schläuche, Konnektoren) sowie Absaugvorgänge, Instillation von Medikamenten etc. werden pulmonale Infektionen erworben und unterhalten (Daschner et al. 1981).
Erworbene Infekte sind vornehmlich gramnegative Keime (Pseudomonas, Klebsiellen, Kolibakterien, Serratia). Die Letalität beträgt 30–70%.
Durch Unterbrechung der Ziliartätigkeit im Cuffbereich ist der beatmete Patient vollkommen auf akkurates Absaugen und differenzierte Physiotherapie angewiesen. Die Folge einer schlechten

Physiotherapie sind pulmonale Infekte. Gefährdet werden die Patienten durch unsauberes Arbeiten beim Absaugen, durch Kontamination des Tubus, der Beatmungsschläuche, der Verneblerköpfe, der Konnektoren und des Atembalgs der Beatmungsmaschine, die alle mit dem Patienten in direkter Verbindung stehen. Verhinderung dieser Kontamination ist durch möglichst diszipliniertes Arbeiten sowie durch Sterilisation des Luftbrückenmaterials möglich (Benützung von Einmalgeräten, Schläuchen, künstlichen Nasen, Absaugkathetern).

Richtige Antibiotikawahl bei gesicherten pulmonalen Infekten ist nur bei entsprechendem klinischen Zustandsbild indiziert. Eine Antibiotikatherapie durchzuführen, wenn keine klinischen Zeichen eines schweren Infekts vorliegen, ist fragwürdig.

Literatur

Ashbaugh DG, Petty TL, Bigelow DB, Harris TM (1969) Continuous positive pressure breathing (CPPB) in adult respiratory distress syndrome. J Thorac Cardiovasc Surg 57: 31–41

Bendixen HH, Hedley-Whyte J, Laver MB (1963) Impaired oxygenation in surgical patients during general anaesthesia with controlled ventilation: a concept of atelectasis. New England J Med 269: 991

Daschner F, Langmaak H, Scherer-Klein E, Weber L (1981) Hygiene auf Intensivstationen. Springer, Berlin Heidelberg New York

Hedenstierna G, Santesson J, Baehrendtz S (1984) Variations of regional lung function in acute respiratory failure and during anaesthesia. Intensive Care Med 10: 169–177

Nunn JF (1977) Applied respiratory physiology. Butterworth, London

Powers SR, Mannal R, Neclerio M et al. (1973) Physiologic consequences of positive endexpiratory pressure (PEEP) ventilation. Ann Surg 178: 265

Suter PM, Fairley HB, Isenberg MD (1978) Effect of tidal volume and positive endexpiratory pressure on compliance during mechanical ventilation. Chest 73: 158

Woo SW, Berlin D, Büch U, Hedley-Whyte J (1970) Altered perfusion, ventilation, anesthesia and lung surface forces in dogs. Anesthesiology 33: 411–418

2 Technische Grundlagen der Beatmung

J. Zeravik, J. Eckart

Daß in einem modernen Beatmungsgerät ein Mikroprozessor, irgendeine Art computerisierter Intelligenz steckt, scheint heute ganz selbstverständlich. Dennoch ist es nützlich, sich daran zu erinnern, daß ein solcher Mikroprozessor, der einen Respirator steuert, nur die Informationen über Strömungs-, Druck- oder Zeitverhältnisse enthält, die ihm einprogrammiert wurden. Unsere Kenntnis dieser Variablen stammt aus dem Studium der sehr viel einfacheren, älteren Respiratoren. Diese stellten in der Regel die technische Verknüpfung jeweils einzelner Lösungen des Beatmungsproblems dar (z.B. Antrieb über eine Kolbenpumpe oder Balgprinzip). Die Kenntnis der Technik älterer Beatmungsgeräte ist somit die Voraussetzung, um zu verstehen, welche technischen Informationen der Mikroprozessor enthält.

Das mikroprozessorgesteuerte Beatmungsgerät vereint verschiedene Steuerungsmöglichkeiten (Strömungs-, Druck-, Zeitverhältnisse); damit ist - in gewissem Maße - die Kombination unterschiedlicher Techniken gegeben und ein Wechsel der Geräte weitgehend überflüssig geworden.

Darüber hinaus ermöglicht der Mikroprozessor die Aufnahme und Umsetzung von Fortschritten in der Beatmungstechnik durch einfache Umprogrammierung und Fortschreibung der Software, ohne Veränderungen im Antriebsteil des Beatmungsgerätes vornehmen zu müssen. So gibt der moderne Respirator dem Therapeuten vielfältige Möglichkeiten in die Hand, an beinahe jedem beliebigen Punkt des Atemzyklus einzugreifen.

In der Darstellung dieses weiten Feldes, dessen Möglichkeiten sicher auch noch nicht erschöpft sind, lassen sich Überschneidungen und Wiederholungen nicht ganz vermeiden.

Klassifizierung von Respiratoren

Allen Geräten gemeinsam sind spezifisch gelöste Einrichtungen für Antrieb, Steuerung und Volumendosierung des Atemgases. Ergänzend dazu sind die Atemgaskonditionierung (z. B. Mischung, Befeuchtung, Erwärmung), PEEP-Einstellung, Trigger und Monitoring der Beatmung zu betrachten.
Die Klassifizierung der Beatmungsgeräte erfolgt entsprechend der physikalischen Funktionscharakteristik nach
- Art der Steuerung,
- Art des Antriebssystems.

Für die Durchführung eines Atemzyklus durch den Respirator sind 4 Arbeitsgänge erforderlich:
a) aktive Phase der Inspiration, ein maschineller Hub;
b) Umschalten von In- auf Exspiration;
c) passive Phase der Exspiration, wobei der Druck auf Atmosphärendruck oder eingestelltes PEEP-Niveau abfällt;
d) Umschalten von Exspiration auf Inspiration.

Art der Steuerung

Für die Klassifizierung der Respiratoren nach dem Steuerungsprinzip ist die Umsteuerung von Inspiration auf Exspiration die primäre Kenngröße. Die Steuerung kann durch Zeit, Druck, Volumen oder Fluß erfolgen; man spricht daher von zeit-, druck-, volumen- und flußgesteuerten Geräten. Das Umschalten von Exspiration auf Inspiration kann durch dieselben Größen (Zeit, Druck Volumen oder Fluß), durch eine Parallelsteuerung oder durch Patientensteuerung erfolgen. Zum Beispiel wäre bei einem volumen- und zeitgesteuerten Gerät die primäre Steuergröße *(1. Priorität)* für die Umschaltung der Exspiration auf Inspiration eine vorgegebene Zeit.

Zeitsteuerung
Eine vorgegebene Zeit bestimmt das Ende der Inspiration und schaltet das Gerät auf Exspiration um. Der Mechanismus der Umschaltung kann elektronisch, elektromechanisch oder pneuma-

tisch erfolgen. Das Wesentliche dieser Art von Steuerung ist jedoch seine Unbeeinflußbarkeit durch die Patientenlunge; die Dauer der Inspirationsphase wird ausschließlich vom Respirator bestimmt. Somit sind das gelieferte Volumen, der sich in der Lunge entwikkelnde Druck und der Fluß am Ende der Inspiration frei variable Größen (Resultanten).

Volumensteuerung
Wenn ein vorgegebenes Volumen erreicht ist, schaltet das Gerät auf Exspiration um. Die Realisierung von volumengesteuerten Geräten beruht auf dem Pumpen- oder Balgprinzip mit mechanischer, elektrischer oder pneumatischer Auslösung.

Drucksteuerung
Wenn der aktive Druck im Patientenkreis oder im Respirator einen vorgegebenen (eingestellten) Wert erreicht hat, schaltet das Gerät auf Exspiration um. Hier ist die Umschaltung völlig unabhängig von der Zeitdauer oder von der Menge des gelieferten Volumens. Die Beatmung ist somit nicht volumenkonstant. Die Umschaltung kann mechanisch, magnetisch, pneumatisch oder über einen Drucksensor erfolgen.

Flußsteuerung
Wenn der Fluß einen vorgegebenen Minimalwert unterschreitet, schaltet das Gerät auf Exspiration um. Die Umschaltung erfolgt unabhängig von der Zeit und vom gelieferten Gasvolumen. Realisiert wird dieses Flußverhalten über einen Druckausgleich zwischen Respirator und Patient in der Inspirationsphase. Der Druckgradient verkleinert sich, und damit nimmt der Fluß in der Inspirationsphase kontinuierlich ab.

Parallelsteuerung
Bei einem Respirator können auch 2 oder 3 der bisher aufgezählten Kriterien für die Umschaltung von Inspiration auf Exspiration maßgeblich sein, z.B. Zeit-/Volumensteuerung. Entscheidend für die Umschaltung auf Exspiration ist der Steuerungsmechanismus, der zuerst wirksam wird *(1. Priorität)*.
Es gibt mehrere Lösungen für die Parallelsteuerung; 2 Beispiele seien hier genannt:

a) Ein Respirator kann über 3 getrennte Steuerungsmechanismen (z. B. Zeit, Druck und Volumen) verfügen. Jedes der 3 Kriterien kann zu einem beliebigen Zeitpunkt angewählt werden, und der Respirator wird ausschließlich danach gesteuert.
b) Eine andere mögliche Lösung wäre, daß z. b. Druck- und Zeitsteuerung parallel wirksam sind. Wird in der vorgegebenen Inspirationszeit der eingestellte Druckwert erreicht, schaltet das Gerät druckgesteuert auf Exspiration um. Wird der eingestellte Druckwert nicht erreicht, schaltet das Gerät nach Ablauf der Inspirationszeit zeitgesteuert auf Exspiration um. Bei diesem Konzept der wechselweisen Steuerung durch Druck oder Zeit wird in einigen Geräten die Drucksteuerung auch als Alarmmechanismus verwendet (Stenosealarm).

Art des Antriebssystems

Beim Antrieb von Respiratoren wird, auf die Inspiration bezogen, zwischen Strömungs- und Druckgeneratoren unterschieden. Das Antriebssystem bestimmt die Form von Fluß und Druck.

Strömungsgeneratoren
Der Strömungs- und Volumenverlauf in der Inspiration wird vom Respirator bestimmt, unabhängig von den individuellen Compliance- und Widerstandsverhältnissen des Patienten. Andererseits werden Drücke, die in den Alveolen resultieren, durch die Lungen- und Thoraxwiderstände bestimmt (Abb. 2.1; s. Kap. 1, S. 15).
Während der Inspiration ist der Fluß konstant. Das Volumen, der alveoläre Druck (p_A) und der Munddruck (p_{Mu}) steigen linear an, wobei der Munddruck um den dynamischen Druck $p_{Mu} - p_A$ konstant erhöht ist. Bei Halbierung der Compliance (½ C.) erhöht sich die Steigung der Druckkurve p_A und p_{Mu}; alle anderen Kurven bleiben unverändert. Bei Verdopplung des Widerstandes (2 R) erhöht sich der dynamische Widerstand $p_{Mu} - p_A$ und damit der konstante Anteil des Munddruckes p_{Mu}. Die Steigung der Kurven bleibt unverändert.
Ein Verhalten als Strömungsgenerator wird erreicht, wenn ein zur Verfügung stehendes Gasreservoir mit erheblich höherem Druck als

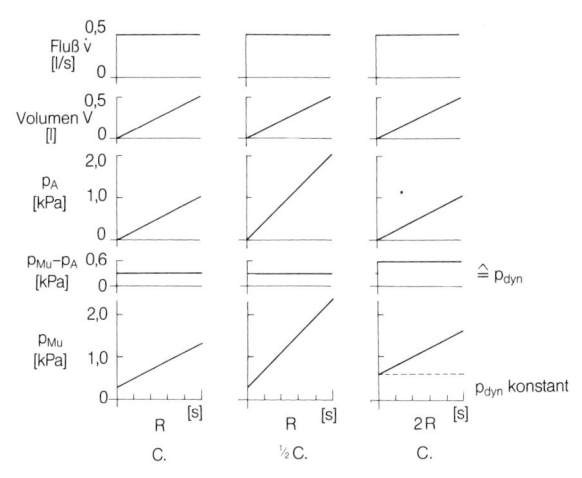

Abb. 2.1. Theoretischer Kurvenverlauf beim Strömungsgenerator. (Nach: Mushin et al. 1980)

der maximale Beatmungsdruck über einen Antriebsmechanismus zu einem konstanten Gasstrom umgewandelt wird. Hierbei ändert sich der Druckgradient zwischen Antriebs- und Beatmungsdruck nur unwesentlich, und damit bleibt der Fluß konstant.

Druckgeneratoren
Der Druckverlauf in der Inspiration wird vom Respirator bestimmt, während sich die Strömungs- und Volumenverläufe aus der Einwirkung dieses Druckverlaufs auf die Lungen ergeben. Der Munddruck ist dabei die Summe aus Alveolardruck und Druckdifferenz über dem Luftwegswiderstand des Patienten (Abb. 2.2).
Wie aus Abb. 2.2 ersichtlich, sinkt der Fluß von einem maximalen Wert zu Beginn der Inspiration auf 0 über eine nichtlineare Kurvenform ab. Der Maximalwert ist abhängig vom Gesamtwiderstand. Bei Erhöhung auf 2 R erniedrigt sich der Maximalfluß entsprechend, die Flußkurve fällt aber nicht so steil auf 0 ab. Bei Änderung auf ½ C. bleibt der Flußmaximalwert unverändert, aber die Flußkurve fällt erheblich steiler auf 0 ab.
Aus der sich ergebenden Flußkurve resultieren die Kurven Volumen, Alveolardruck p_A und Munddruck p_{Mu}.

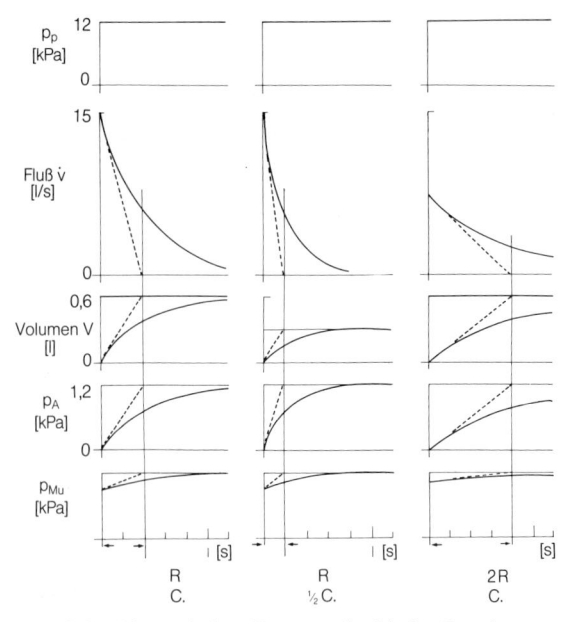

Abb. 2.2. Theoretischer Kurvenverlauf beim Druckgenerator. (Nach: Mushin et al. 1980)

Ein Verhalten als Druckgenerator wird erreicht, wenn der Arbeitsdruck des Respirators nur geringfügig über dem inspiratorischen Spitzendruck liegt. Der zu Beginn der Inspiration bestehende hohe Druckgradient zwischen Arbeitsdruck und Patientenkreisdruck wird durch den Druckaufbau im Patientensystem verkleinert; dementsprechend vermindert sich der Fluß während der Inspiration (dezelerierender Fluß).

Gerätekreis

Weiter wird zwischen Einzelkreis- und Doppelkreissystemen unterschieden.

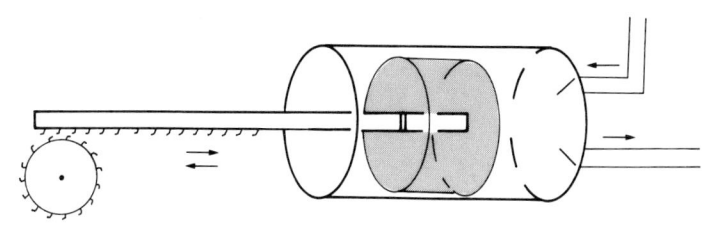

Abb. 2.3. Einzelkreissystem mit linearem Antrieb

Einzelkreissystem
Das vom Antrieb bereitgestellte Atemgas wird dem Patienten direkt zugeführt (Abb. 2.3).

Doppelkreissystem
Das vom Antrieb bereitgestellte Gas wird dem Patienten nicht direkt zugeführt, sondern komprimiert, z. B. in einen Atembeutel oder Balg („Bag-in-bottle"-Prinzip). Das in dem Balg enthaltende Atemgas wird durch Kompression dem Patienten zugeführt (Abb. 2.4).

Verschiedene Antriebssysteme

Elektromechanisch

Ein Elektromotor betreibt entweder eine Kolbenpumpe (linear oder exzentrisch angetrieben) oder einen Kompressor (Abb. 2.5).

Kolbenpumpen (linearer Antrieb)
Bei dieser Antriebsart wird ein hoher Arbeitsdruck benutzt, und das Atemgas wird in Form eines konstanten Flusses mit einer rechteckigen Flußkurve zur Verfügung gestellt (Abb. 2.6). Derart angetriebene Respiratoren werden auch „Constant-flow"Respiratoren genannt (nicht zu verwechseln mit einem konstanten Fluß des Atemhubes, der von einem Respirator während der In- und Exspirationsphase erzeugt wird). Da der Arbeitsdruck deutlich höher ist

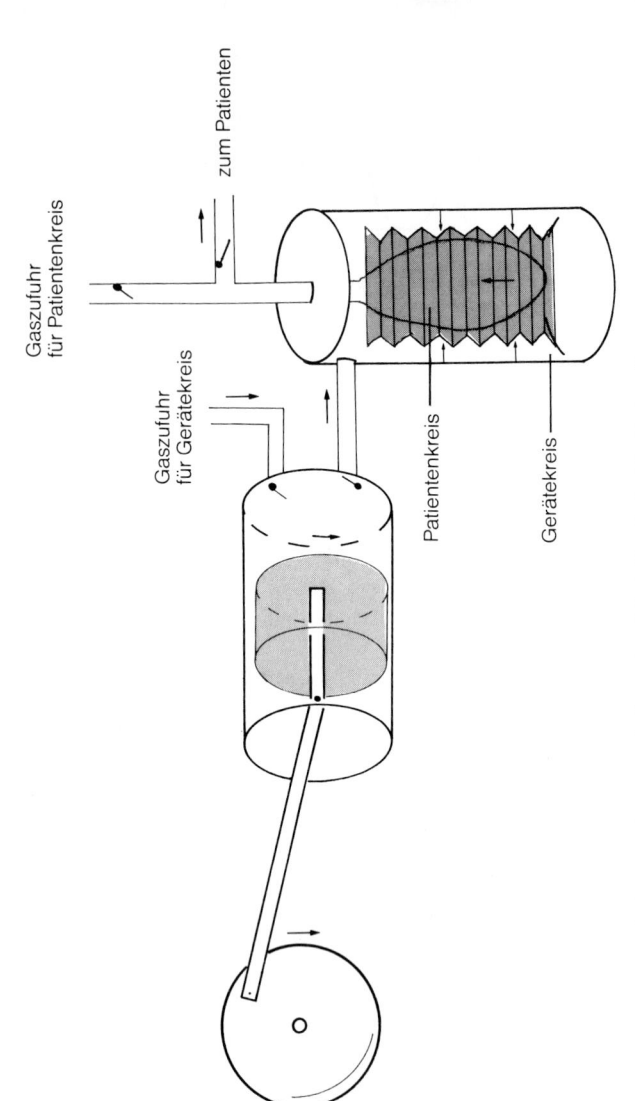

Abb. 2.4. Doppelkreissystem mit exzentrischem Antrieb („Bag-in-bottle-System")

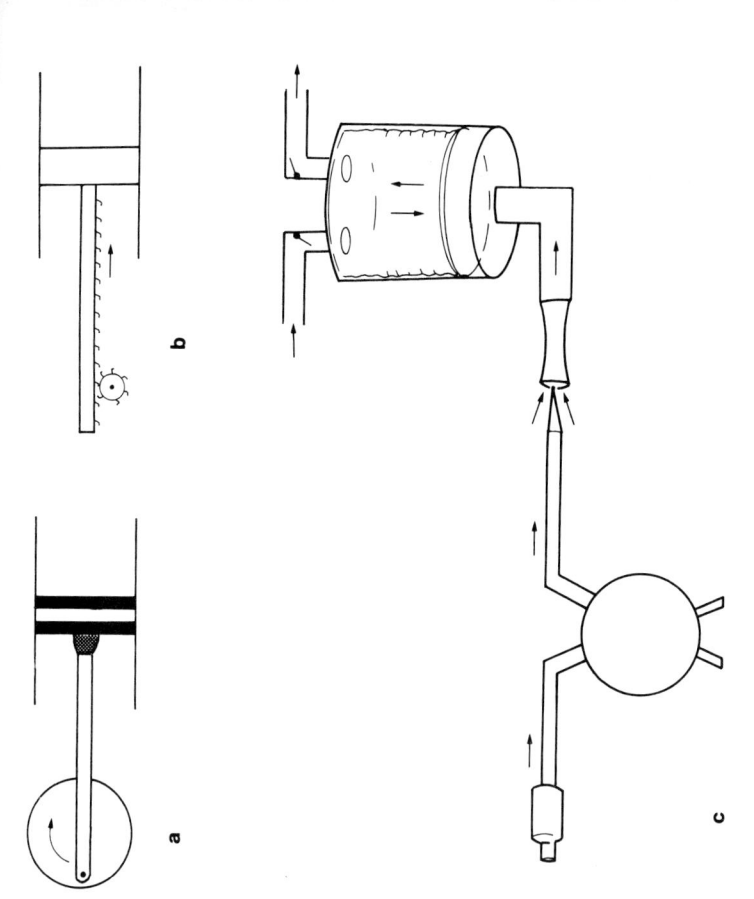

Abb. 2.5 a–c. Kolbenpumpen
a mit exzentrischem Antrieb,
b mit linearem Antrieb,
c mit Kompressor

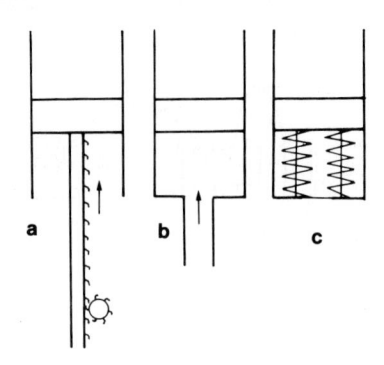

Abb. 2.6 a–c. Verschiedene Antriebsarten für Geräte mit Kolbenpumpen zur Erzeugung eines konstanten Flusses **a** Zahnrad, **b** pneumatisch, **c** Feder

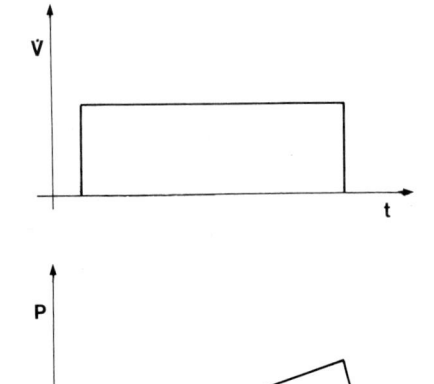

Abb. 2.7. Kurven von Fluß ($\dot{V}$) und Druck (p) bei Kolbenpumpen mit linearem Antrieb

als der inspiratorische Spitzendruck im Patientenkreis, ändern sich Druckgradient und Fluß nur unwesentlich (Strömungsgenerator). Es entsteht die für einen Strömungsgenerator typische rechteckige Flußkurve mit nahezu linear ansteigender Druckkurve (Abb. 2.7).

Kolbenpumpen (exzentrischer Antrieb)
Kolbenpumpen mit einer exzentrisch angebrachten Schubstange erzeugen einen akzelerierenden und dezelerierenden Fluß (Abb. 2.8).

| Kolben | Schubstange | Antriebsrad |

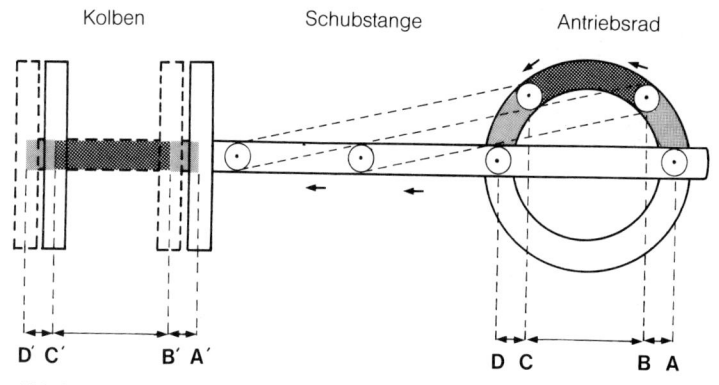

D' C'　　B' A'　　　　　D C　　B A

Abb. 2.8. Kolbenpumpe mit exzentrischem Antrieb

Das Antriebsrad dreht sich mit gleichbleibender Geschwindigkeit. Die Schubstange ist am äußeren Rand des Rades fixiert und legt dadurch ungleiche Entfernungen in der gleichen Zeit zurück. Der Kolben bewegt sich mit einer zu- und abnehmenden Geschwindigkeit und erzeugt einen zu- und abnehmenden Fluß in Form einer Sinuskurve (Abb. 2.9). Der Fluß ist während der Inspirationsphase nicht konstant, aber das Flußmuster bleibt für jeden Atemzug unverändert: Geräte mit diesem Antriebsprinzip werden daher als „Non-constant-flow"-Respiratoren bezeichnet.

Balgsystem (Doppelkreissystem)

Der Fluß des Antriebsgases übt einen zunehmenden Druck auf den Beutel oder den Balg aus, welcher das Atemgas enthält (s. Abb. 2.4). Dadurch wird der Balg zunehmend komprimiert und sein Innendruck steigt an. Der zunehmende Druckgradient zwischen Beutel und Patientenkreis bedingt eine Strömung des Atemgases zum Patienten. Je mehr Antriebsgasvolumen in die Kammer einfließt, desto größer wird der auf den Balg einwirkende Druck mit einem daraus resultierenden Anstieg des Druckgradienten und des Flusses. Daraus ergibt sich ein ständig zunehmender Fluß. Druck- und Flußkurve ähneln sich bei dieser akzelerierenden Flußform. Ist das Balgsystem entleert, wird sein Volumen kurzfristig im Patientenkreis gehalten und es kommt zu einem Druckausgleich zwischen

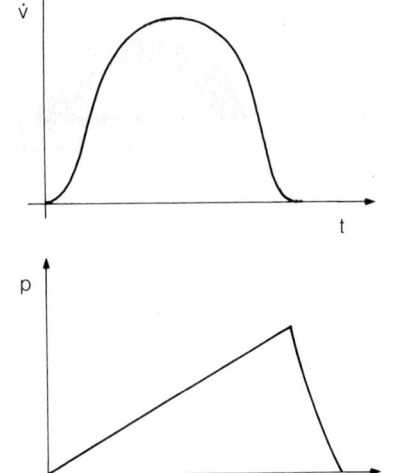

Abb. 2.9. Kurven für Fluß (V̇) und Druck (p) für exzentrisch angetriebene Pumpen in Non-constant-flow-Generatoren

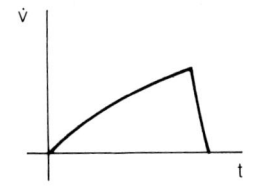

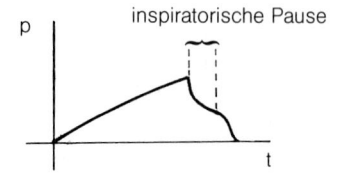

Abb. 2.10. Kurven von Fluß (V̇) und Druck (p) bei einem „Bag-in-bottle-System"

dem Sekundärsystem des Respirators und dem Patientenkreis (Atemwege und Lunge des Patienten); es entsteht die inspiratorische Pause (Abb. 2.10).

Balgsysteme mit Niederdruckantrieb
Ist der Arbeitsdruck nicht viel höher als der inspiratorische Spitzendruck im Patientenkreis, verringern sich Druckgradient und Fluß in der Inspiration (Druckgenerator).
Beträgt z. B. der Arbeitsdruck 80 mbar (8 kPa) und der Spitzendruck im Patientensystem 40 mbar (4 kPa), so fällt der für den Gasfluß bestimmende Druckgradient von 80 mbar (8 kPa) am Beginn der Inspiration auf 40 mbar (4 kPa) am Ende der Inspiration. Dieser Abfall des Druckgradienten um 50% bewirkt eine proportionale Abnahme des Flusses um ebenfalls 50% (Abb. 2.11 a-c)

Balgsysteme mit hohem Druckantrieb
Bei diesen Systemen wird eine konstante Flußform (Strömungsgenerator) mit einer linear ansteigenden Druckkurve erreicht (Abb. 2.12), ähnlich wie bei Einzelkreissystemen mit linearem und hohem Druckantrieb.

Pneumatisch

Drossel- und Blendenventile
Über Drossel- und Blendenventile wird Gas mit erheblichen höherem Druck als dem maximalen Beatmungsdruck auf das Beatmungsdruckniveau reduziert. Der Druckgradient bleibt in der Inspiration nahezu konstant (Strömungsgenerator).

Injektor nach dem Venturi-Prinzip
Über eine Antriebsdüse wird ein Gasstrahl mit hoher Strömungsgeschwindigkeit erzeugt. Dadurch entsteht ein Unterdruck ($p_u > p_2$) über den die Umgebungsluft angesaugt wird. (Entrainment, Abb. 2.13). Je nach Ausbildung der Mischdüse kann der Injektor als Strömungs- oder Druckgenerator arbeiten.

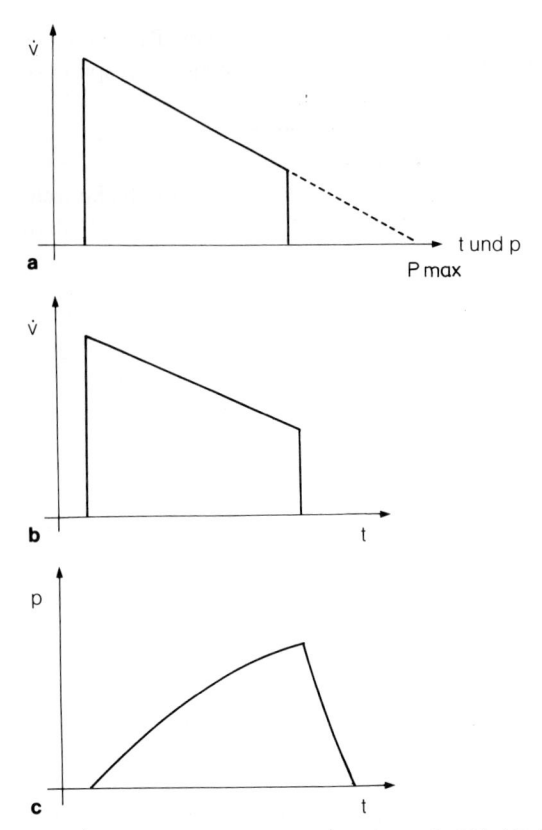

Abb. 2.11 a. Kurven von Fluß *(V̇)* und Druck *(P)* bei Balgsystemen mit Niederdruckantrieb über Zeit und Druck aufgetragen. **b, c** Kurven von Fluß *(V̇)* und Druck *(P)* bei Balgsystemen mit Niederdruckantrieb über der Zeit aufgetragen.

Druckregelventile

Über Druckregelventile wird das Antriebsgas von einem hohen Druck auf einen regelbaren Sekundärdruck reduziert. Der Fluß ist proportional zu diesem Sekundärdruck.

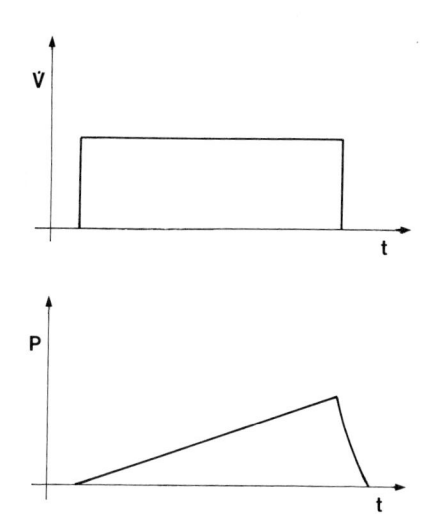

Abb. 2.12. Kurven von Fluß *(V)* und Druck *(P)* bei Balgsystemen mit hohem Druckantrieb.

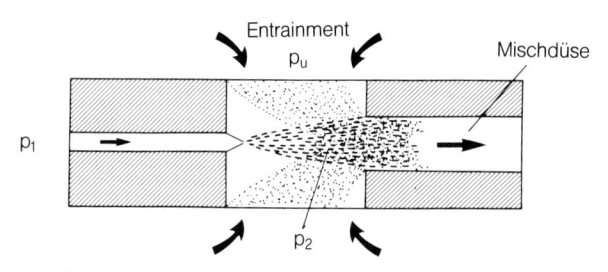

Abb. 2.13. Venturi-Prinzip: $p_U > p_2 > p_1$ p_U Umgebungsdruck, p_1 Arbeitsdruck, p_2 aus p_U und p_1 resultierender Druck in der Mischdüse

HPS-Ventil

Das Flußventil („high pressure servo valve") ist eine neuartige Lösung für elektromechanisch angetriebene Geräte. Als steuerbares Glied wird ein Blendenring verwendet, in dem eine Kugel beweglich gelagert ist und vom Vordruck gegen den Ventilsitz gedrückt wird. Durch einen elektrodynamischen Regler kann die Kugel gegen den Vordruck vom Kugelsitz abheben. Der Abstand der Kugel vom Kugelsitz bestimmt den Fluß (Abb. 2.14).

Abb. 2.14. HPS-Ventileinheit

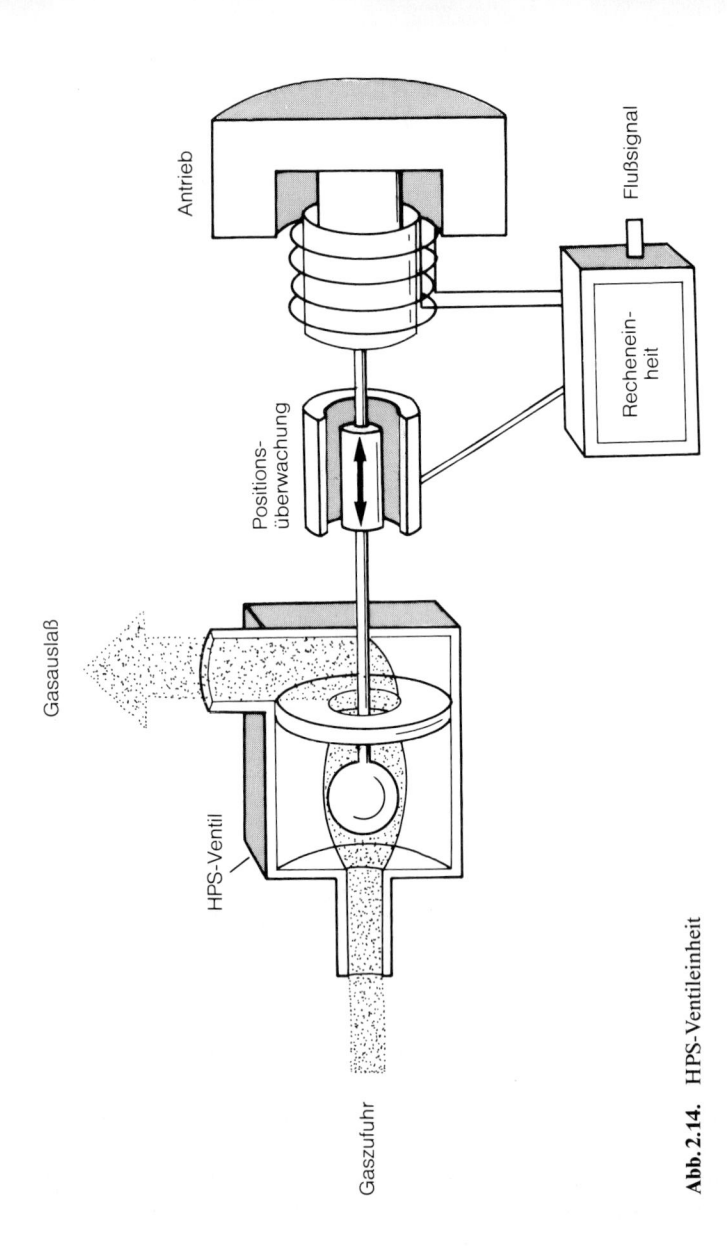

Steuerung von Inspiration und Exspiration

Steuerung der Inspiration

Da bei den allermeisten Beatmungskonzepten normalerweise der Schwerpunkt auf der Inspiration liegt (1. Priorität), ist es von Bedeutung, wie die Inspiration vom Respirator begonnen und beendet und wie die Inspirationsphase gestaltet wird.

Beginn der Inspiration
Wenn die Inspiration im Rahmen von fest geregelten, einstellbaren Zeiten durch den Respirator begonnen wird, nennt man es *kontrollierte Beatmung*.
Wenn der Patient die Inspiration durch eine Einatembemühung auslöst (triggert) und die Maschine anschließend die Inspiration übernimmt, nennt man es *assistierte Beatmung* (s. S. 7 und Kap. 1).
Wenn die Inspiration sowohl durch den Respirator als auch vom Patienten ausgelöst werden kann, nennt man es *kontrolliert/assistierte Beatmung*.

Ende der Inspiration
Es ist eine der allgemein üblichen Methoden, die Beatmungsgeräte nach der Art der Steuerung des Umschaltpunkts von In- auf Exspiration zu klassifizieren. Daher wurden die Umschaltkriterien (z. B. Volumen, Fluß oder Druck) für die Inspiration auf die Exspiration bereits im Abschnitt Klassifizierung nach dem Steuerungsprinzip erläutert.

Gestaltung der Inspiration

Die *Einstellung der Atemfrequenz und des Verhältnisses I : E* kann erfolgen durch:
- Verschiedene Übersetzungen und Veränderung der Laufgeschwindigkeit der Antriebsmechanik einer Kolbenpumpe. In diesem Fall wird die Atemfrequenz direkt beeinflußt, und das Ver-

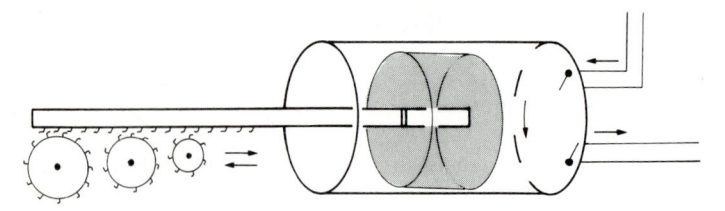

Abb. 2.15. Kolbenpumpe mit linearem Antrieb und verschiedenen Übersetzungen als einfaches Beispiel für die Gestaltung von Atemfrequenz und Verhältnis I:E

hältnis I:E ist an fest vorgegebene Werte, wie z. B. 2:1 oder 1:1, gekoppelt (Beispiele s. Abb. 2.15):
- Veränderung der Taktfrequenz von elektronischen und pneumatischen Taktgebern. Hierbei ist das Verhältnis I:E durch Umschaltung bei gleicher Frequenz veränderbar.

Fluß, Volumen und Druck sind die bestimmenden Größen für die Dauer der Inspiration. Der Fluß, definiert als Volumen/Zeiteinheit, bestimmt die Zeit, die benötigt wird, um ein gewünschtes Volumen zu liefern. So wird bei vorgegebener Atemfrequenz die Inspirationsdauer um so kleiner, je höher der Fluß für ein bestimmtes Volumen oder je niedriger das Atemzugsvolumen bei konstantem Fluß ist. Umgekehrt kommt es bei einer Erhöhung des Atemzugvolumens oder Verminderung des Gasflusses zu einem Anstieg der Inspirationsdauer (Abb. 2.16).

Die Einstellung von Flußwerten kann, wie in Abschn. „Drossel- u. Blendenventile" besprochen, vorgenommen werden. Die Ansteuerung ist manuell, pneumatisch oder elektromechanisch möglich. Über geeignete Meßmethoden ist eine Rückkopplung der Meßwerte auf das Regelventil möglich (s. hierzu „Meßmethoden zur Erfassung und Steuerung von Fluß und Volumen", S. 49).

Inspirations- und Exspirationszeit werden getrennt eingestellt und ergeben die Frequenz und das Verhältnis I:E. Soll die Atemfrequenz gleich bleiben, so erfordert die Änderung der Inspirationszeit eine proportionale Veränderung der Exspirationszeit und umgekehrt.

Atemzugvolumen und Fluß können zur Steuerung der Inspirationszeit verwendet werden, während eine Zeitschaltung (Timer) die Exspirationszeit kontrolliert.

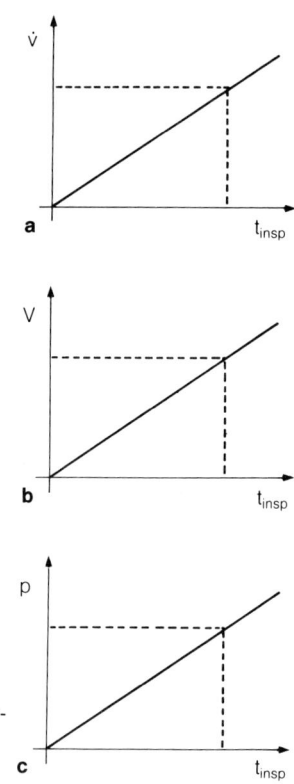

Abb. 2.16a–c. Inspirationsdauer (I) bei vorgegebener Atemfrequenz aus Variation von **a** Fluß ($\dot{V}$), **b** Volumen (V), **c** Druck (p)

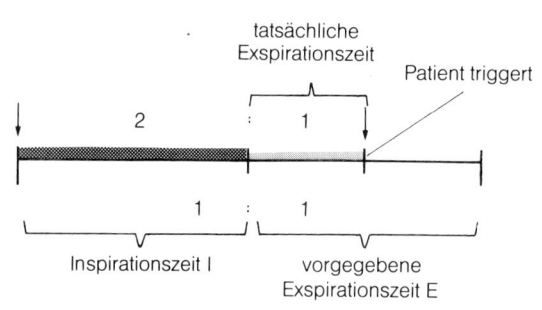

Abb. 2.17. Veränderung des Verhältnisses I:E bei assistierter Beatmung

Durch den Trigger kann der Patient den Impuls für den maschinellen Atemhub auslösen. Dabei erhöht sich immer das I:E-Verhältnis im Vergleich zum vorgegebenen Atemzeitverhältnis. Diese Zunahme von I:E resultiert aus der Verkürzung der Exspirationszeit (Abb. 2.17).

Steuerung und Gestaltung der Exspiration

Positiv endexspiratorischer Druck (PEEP)
Der Druck in der Exspirationsphase sinkt nicht unter ein über dem atmosphärischen Druck eingestelltes Druckniveau ab. Je nach Gerät ist ein Wert von 0–50 mbar (0–5 kPa) einstellbar.
Die simpelste Lösung zum Aufbau eines PEEP ist das Einleiten der Ausatemluft in ein Wasserschloß (Abb. 2.18), das wegen seiner exakten Einstellungsmöglichkeit besonders bei Kindern angewendet wird (zu beachten ist die Verdunstung!).

Venturi-PEEP-System
Im Exspirationsschenkel mit eingebautem Rückschlagventil wird dem Ausatemluftstrom ein von einem Venturi-System erzeugter Druck entgegengebracht, der mittels einer Regulierschraube variabel einstellbar ist (Abb. 2.19). Ist die Regulierschraube geöffnet, wirkt der volle Druck des Venturi-Systems auf das Rückschlagventil im Exspirationsschenkel, wodurch sich ein höherer endexspiratorischer Druck im Patientenkreis aufbaut. Steigt der Druck im Patientensystem weiter an und überschreitet den von der Venturi-Einheit erzeugten Druck, so entströmt die Ausatemluft durch das Rückschlagventil (wegen des hohen Gasverbrauchs ist dies die kostspieligste Lösung).

Federventil-PEEP-System
Wie auf Abb. 2.20 ersichtlich, wird mittels einer Feder die Einstellung der Ventilmembran reguliert. Je nach Vorspannung der Feder setzt die Ventilmembran der Ausatemluft verschieden starke Widerstände entgegen, wodurch die Höhe des PEEP im Patientenkreis reguliert wird.

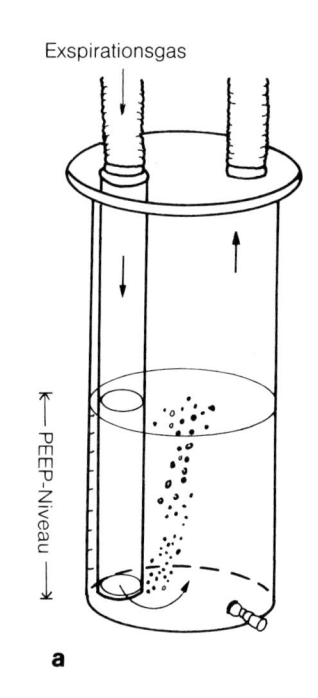

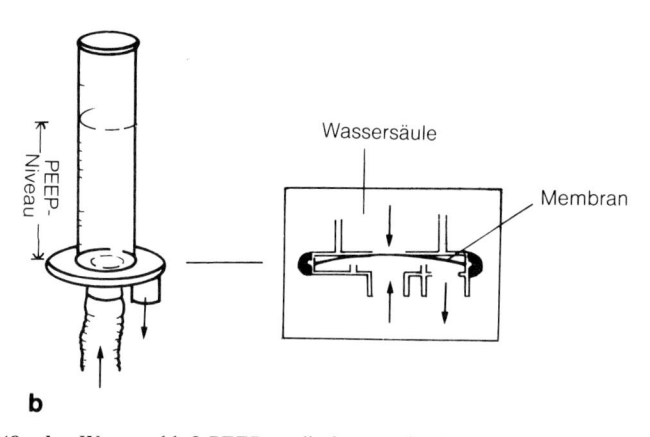

Abb. 2.18 a, b. Wasserschloß PEEP **a** direkt: Exspirationsgas wird unter Wassersäule eingeleitet **b** indirekt: eine von der Wassersäule belastete Membran reguliert den Druck gegen das Exspirationsgas

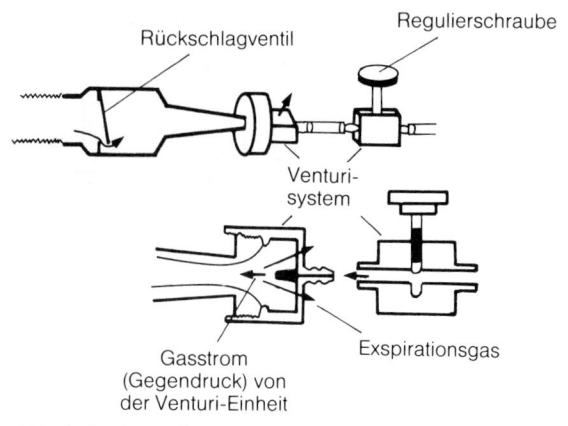

Abb. 2.19. Venturi-PEEP-System

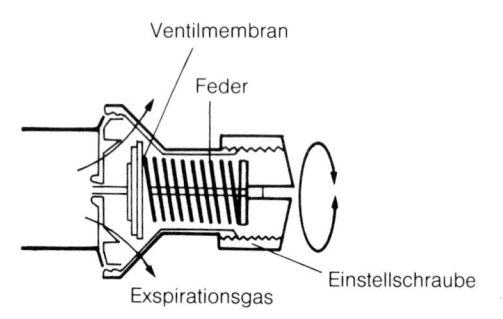

Abb. 2.20. Federventil-PEEP-System

Magnetventil-PEEP-System
Das System besteht aus einer Metallmembran und einem Magneten, der die Membran in einer bestimmten Position hält. Der Magnet kann mittels einer Regulierschraube in unterschiedlicher Distanz zur Membran gehalten werden; dementsprechend ist seine Anziehungskraft stärker oder schwächer. Je näher der Magnet an das Ventil herangebracht wird, desto größer ist die Anziehungskraft auf die Membran und somit der Druck im Patientensystem (Abb. 2.21).

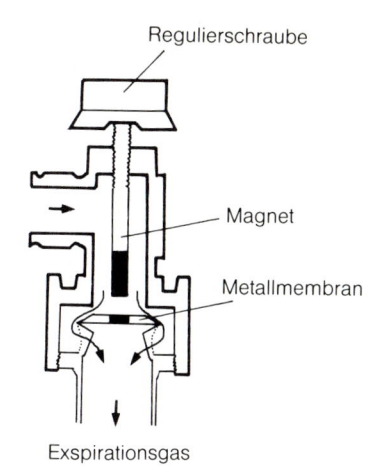

Abb. 2.21. Magnetventil-PEEP-System

Trigger

Erzeugt der Patient durch seine spontanen Inspirationsbemühungen einen negativen Druck, der der vorgegebenen Triggerschwelle entspricht, wird der maschinelle Atemhub ausgelöst. Der Trigger kann elektronisch oder pneumatisch realisiert werden.

Elektronisch

Der vom Patienten erzeugte Unterdruck wird elektronisch über einen Drucksensor in Spannung umgewandelt. Mit Hilfe eines Komperators wird dieser Spannungswert mit einem eingestellten Spannungswert, der der Triggerschwelle entspricht, verglichen und bei Unterschreiten als Triggersignal weiterverarbeitet. Werden von diesem Signal alle Bedingungen für einen Triggerimpuls erfüllt, wird ein Inspirationshub ausgelöst (Abb. 2.22).

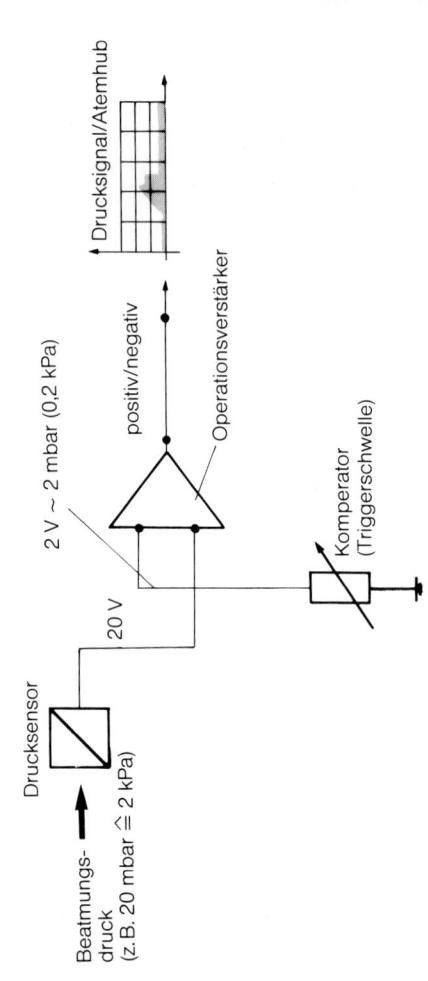

Abb. 2.22. Elektronischer Trigger: Spannung proportional Druck

Pneumatisch

Durch den vom Patienten erzeugten Unterdruck wird eine Membran ausgelenkt. Dadurch wird der über die Dosierung (z. B. 0,5 l/min) und dem Düsenprallplattensystem erzeugte Steuerdruck von z. B. 15-35 mbar (1,5-3,5 kPa) auf Null abgebaut und von einem pneumatischen Verstärker in einen Inspirationsimpuls umgesetzt. Über eine Feder, die auf die Membran wirkt, kann die Triggerempfindlichkeit eingestellt werden (Abb. 2.23).

Meßmethoden zur Erfassung und Steuerung von Fluß und Volumen

Diese sind u. a. nach dem Anemometer- oder Durchflußwandlerprinzip realisierbar.

Hitzdrahtanemometer

Die Meßbrücke arbeitet nach dem Konstanttemperaturprinzip. Sie besteht aus 2 Platinhitzdrähten und 2 Fußpunktwiderständen. Einer der Hitzdrähte arbeitet als Meßwertaufnehmer, der andere als Temperaturkompensator. Die Brückenspannung wird über ein Rückkopplungssystem gesteuert. Kühlen die Drähte durch den Luftstrom ab, wird der Strom durch das Rückkopplungssystem nachgeregelt, bis die Temperatur wieder erreicht ist. Die Signalspannung wird an einem Fußpunktwiderstand ausgekoppelt und kann dann weiterverarbeitet werden (Abb. 2.24).

Durchflußwandler

Er besteht aus einem großen und einem kleinen Kanal. Durch einen Filter, der aus einem feinmaschigen Nezt besteht und quer zur Strömung im großen Kanal liegt, erreicht man einen Druckabfall, der direkt proportional zum Durchfluß ist. Im kleinen Kanal ist an einem Draht eine Scheibe montiert, die auf eine Platte drückt,

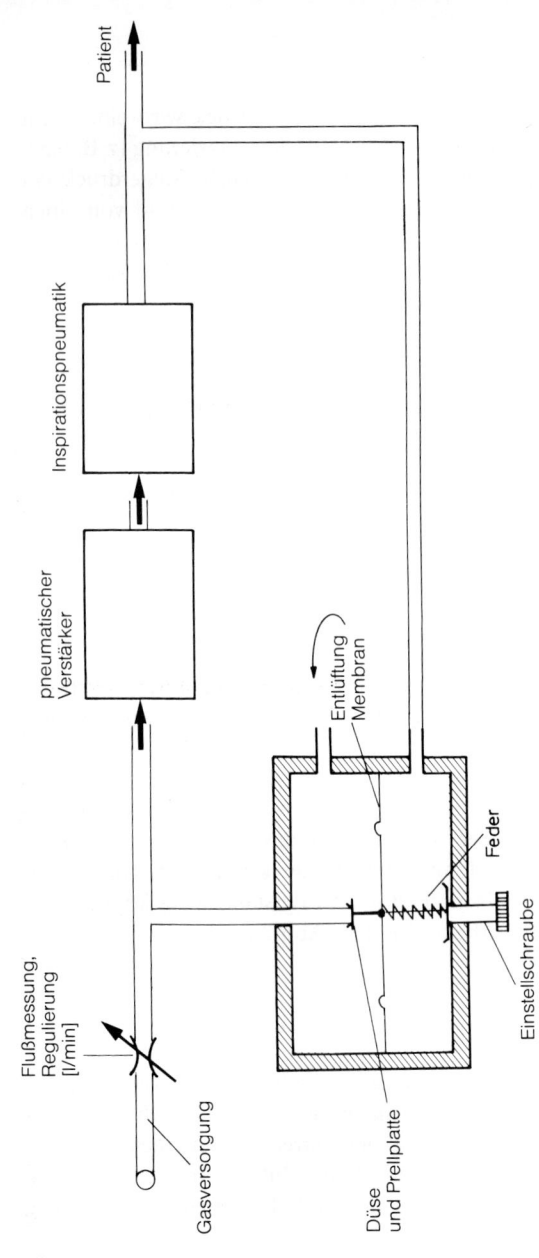

Abb. 2.23. Pneumatische Triggersteuerung

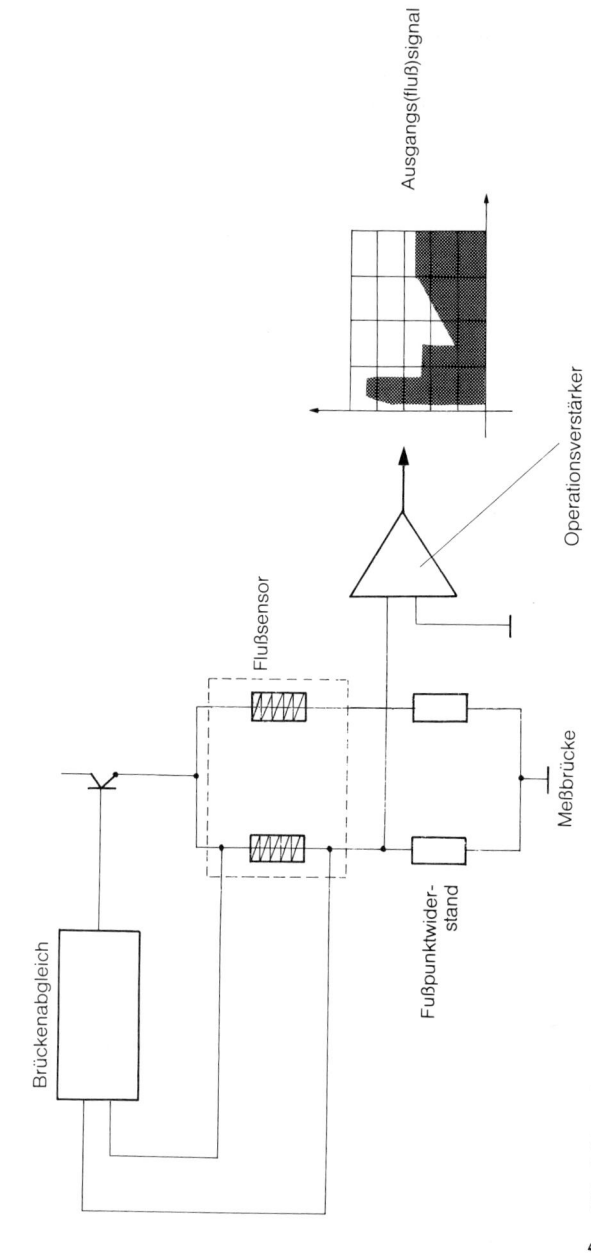

Abb. 2.24. Flußmessung nach dem Hitzdrahtanemometerprinzip (Brückenschaltung)

welche auf jeder Seite einen Widerstand enthält. Durch den Gasstrom im Kanal wird die Scheibe ausgelenkt und drückt auf die Platte mit den Widerständen; hieraus ergibt sich, daß der eine Widerstand steigt und der andere abfällt. Die beiden Widerstände im Durchflußwandler bilden mit Teilen eines Verstärkers eine Brückenschaltung. Dieses Signal wird mit einem Operationsverstärker verstärkt (Abb. 2.25).

Fluidicsteuerung

Als Beispiel eines druckgesteuerten Respirators wird eine Fluidicsteuerung mit Wandstrahlelementen beschrieben.
Wenn ein Gasstrom mit hoher Geschwindigkeit aus einer Öffnung austritt, kommt es nach dem Venturi-Prinzip zu einem lokalen Unterdruck und Luft der Umgebung wird mitgerissen (Entrainment). Wird nun der austretende Gasstrom an einer Wand entlanggeleitet, so bildet sich aufgrund des Druckgefälles zur freien Seite eine resultierende Druckkraft, die den Gasstrahl nach dieser Seite ablenkt *(Coanda-Effekt)*. Das Anhaften des Strahls kann wieder aufgehoben werden, wenn durch eine Öffnung in der Wand ein Luftstrom eintritt und die durch den Unterdruck erzeugte Druckkraft aufhebt (Abb. 2.26).
Ein bistabiles „Flip-Flop" Element (Abb. 2.27) läßt sich durch 2 Begrenzungswände und Steuereingänge (x, y) aufbauen, wie es zur Steuerung in einigen Respiratoren (z. B. Oxylog) verwendet wird. Bei Anlegen der Versorgung wählt der Gasstrom willkürlich den Ausgang A oder B. Durch Erzeugung eines Steuerimpulses (Druckänderung) an x springt der Gasstrom von Ausgang B auf A, durch einen Steuerimpuls (Druckänderung) an y springt der Gasstrom von Ausgang A auf B. Auch nach Wegnahme des Steuerimpulses x oder y bleibt der bestehende Ausgangszustand erhalten. Erst ein neuer Steuerimpuls der entsprechenden Seite kann den Ausgangszustand ändern.
Steuerungen in dieser Form sind aufgrund der fehlenden mechanischen Teile unempfindlich gegen äußere Einflüsse wie Temperatur, Vibration und Feuchtigkeit. Nachteilig ist aber ein relativ hoher kontinuierlicher Gasverbrauch und die Empfindlichkeit der Wandstrahlelemente gegenüber Verunreinigungen im Antriebsgas.

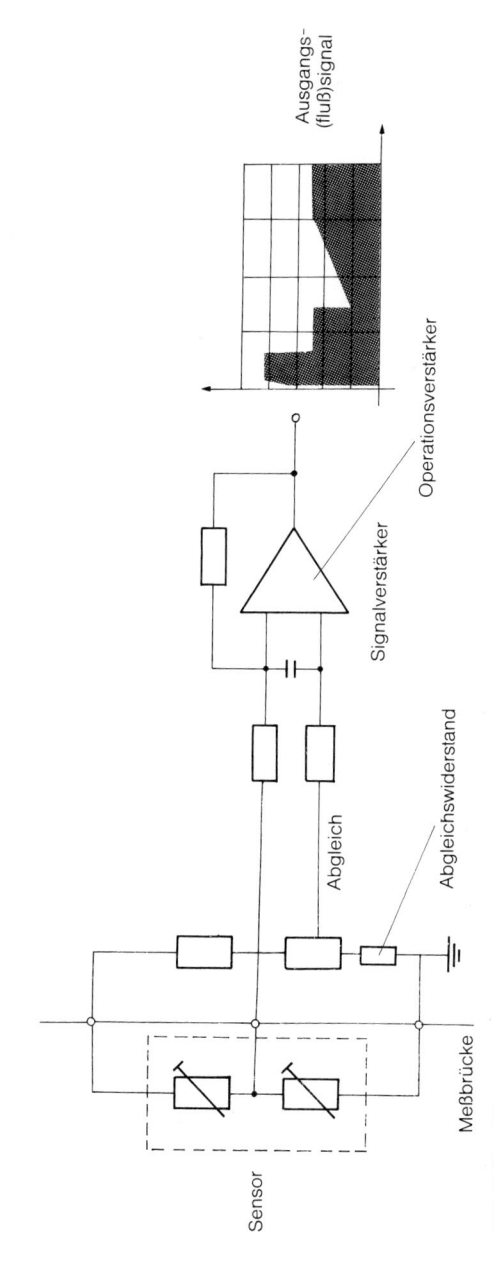

Abb. 2.25. Flußmessung nach dem Durchflußwandlerprinzip (Brückenschaltung)

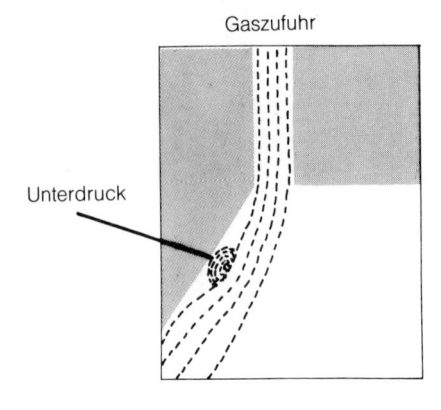

Abb. 2.26. Coanda-Effekt: Eine Zone lokalen Unterdrucks erzeugt eine Druckkraft, die den Strahl nach dieser Seite ablenkt

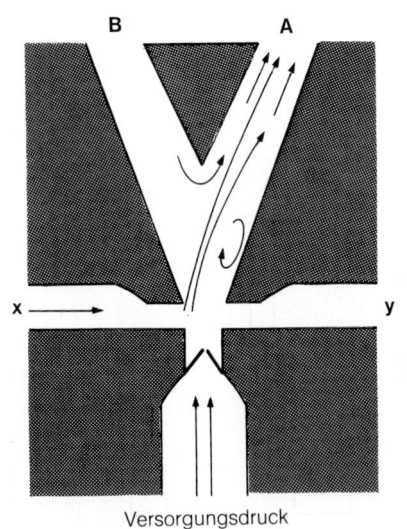

Abb. 2.27. Bistabiles „Flip-Flop" Element

Mikroprozessorsteuerung

Alle bisher erwähnten Steuerungsmechanismen können durch einen Mikroprozessor wahlweise in *einem* Gerät angewandt werden (zentrale Aufarbeitung der Steuerungsaufgaben).
Da der Mikroprozessor durch ein Bussystem mit allen elektronischen und pneumatischen Funktionseinheiten verbunden ist, kön-

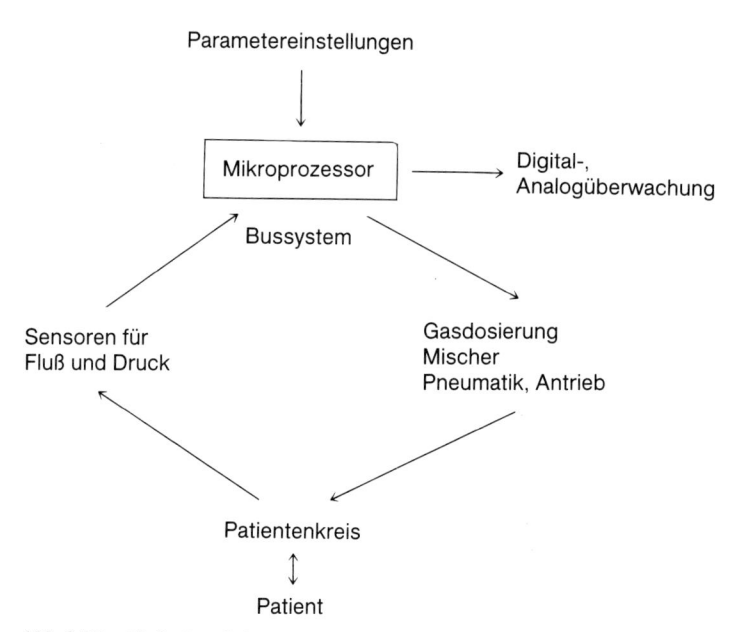

```
          Parametereinstellungen
                    │
                    ↓
          ┌──────────────────┐
          │  Mikroprozessor  │ ──→ Digital-,
          └──────────────────┘     Analogüberwachung
              ↗  Bussystem  ↘
            ↙                ↘
   Sensoren für         Gasdosierung
   Fluß und Druck       Mischer
            ↖            Pneumatik, Antrieb
              ↖         ↙
               Patientenkreis
                    ↕
                 Patient
```

Abb. 2.28. Einfaches Schema einer Mikroprozessorsteuerung

nen Meßwerte sofort verarbeitet und zur Berechnung von Parametern verwendet werden. Diese können dann auf vielfältige Weise zur Anzeige gebracht und bis hin zu Einstellhinweisen in Klartexten ausgegeben werden. Der Mikroprozessor prüft auch alle internen Funktionsabläufe und gibt entsprechende Meldungen aus. Der größte Vorteil aber liegt in der Anpassungsmöglichkeit an verschiedene Beatmungsmuster durch Änderung der Software (Abb. 2.28).

Modifikationen der Beatmung

Eine Übersicht über verschiedene Beatmungsformen (rein maschinelle Beatmung, Mischformen zwischen maschinellen und Spontanatmungsformen, reine Spontanatmung) zeigt Abb. 2.29 (s. auch Kap. 1).

```
                    ┌─────────────────────────┐
                    │  maschinelle Ventilation │
                    └─────────────────────────┘
           ┌──────────────────────┴──────────────────────┐
   keine Patientensynchronisation          Patientensynchronisation
           │                                             │
         CMV            IMV              SIMV       assistierte IPPV
        /   \                                       assistierte CPPV
    IPPV    CPPV

                        ┌──────────────┐
                        │ Spontanatmung │
                        └──────────────┘
   Demand flow ─────────────────────────────── Continuous flow
    /      \                                          │
  ohne     mit                                       CPAP
       Unterstützung
    │            │
  CPAP      Inspirationsfluß
            oder Druckassistenz
```

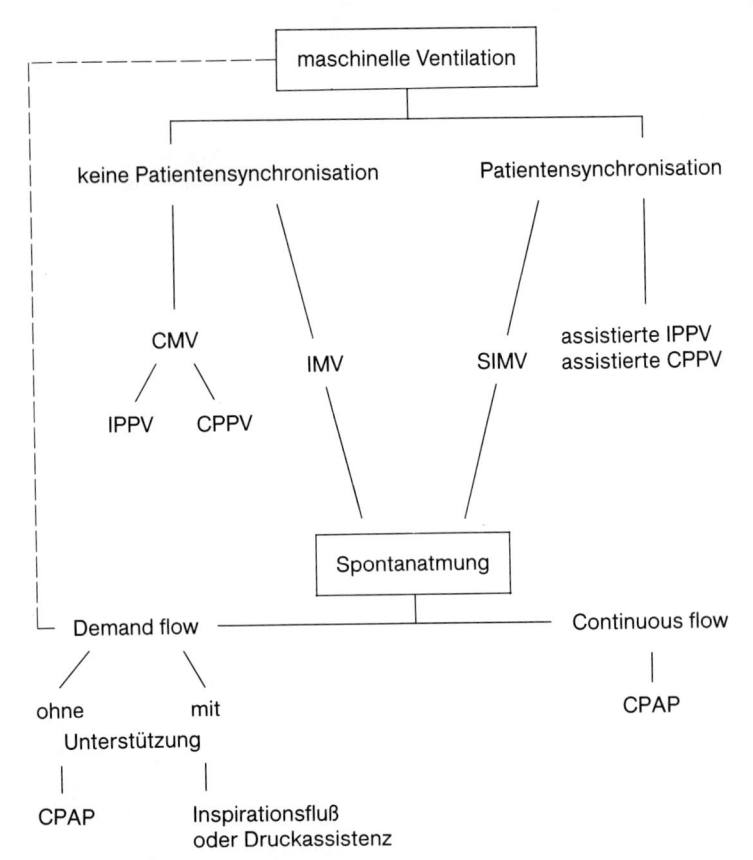

Abb. 2.29 Modifikationen der Beatmung (Abkürzungen s. Verzeichnis am Buchanfang)

IPPV/CMV

Grundsätzlich handelt es sich bei der rein maschinellen Beatmung um eine intermittierende Überdruckbeatmung (IPPV), die heute meist als CPPV (=IPPV+PEEP) durchgeführt wird. Als Überbegriff für diese beiden maschinellen Beatmungsformen wird auch die Bezeichnung CMV verwendet.

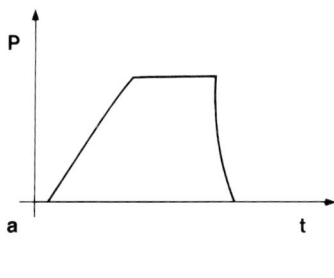

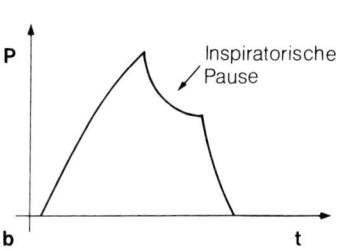

Abb. 2.30 a, b. Inspirationsdruckkurven mit Bildung eines Plateaus **a** Halten des Druckes, **b** Halten des Volumens (Pfeil zeigt den typischen Druckabfall; s. Text)

Inspiratorische Pause/Plateau/Hold

Modifizierungen der Druckkurve während der Inspiration durch Bildung eines Plateaus können entweder durch Anhalten („hold" des Druckes oder durch Anhalten des Volumens hervorgerufen werden (Abb. 2.30a). Bei „pressure hold" wird der Druck nach Erreichen der vorgegebenen Höhe für eine bestimmte einstellbare Zeit gehalten. Bei „volume hold" wird ein vorgegebenes Atemzugvolumen nach seiner Auslieferung in den Patientenkreis für eine bestimmte Zeit angehalten. Der daraus resultierende typische Abfall in der Druckkurve (Abb. 2.30b) gibt den Druckausgleich zwischen Geräte- und Patientenkreis wieder.

Das inspiratorische Plateau eignet sich gut zum Monitoring der Atemmechanik, welches im Respirator errechnet und angezeigt werden kann. Der Spitzendruck ist jener Druck, der aufgebracht werden muß, um die dem Gasstrom entgegengesetzten Widerstände und die Compliance zu überwinden, während das Plateau den zum Halten des gelieferten Atemzugvolumens erforderlichen Druck anzeigt. Die Differenz aus Spitzen- und Plateaudruck ergibt somit den Druck, der erforderlich ist, um die Resistance zu überwinden.

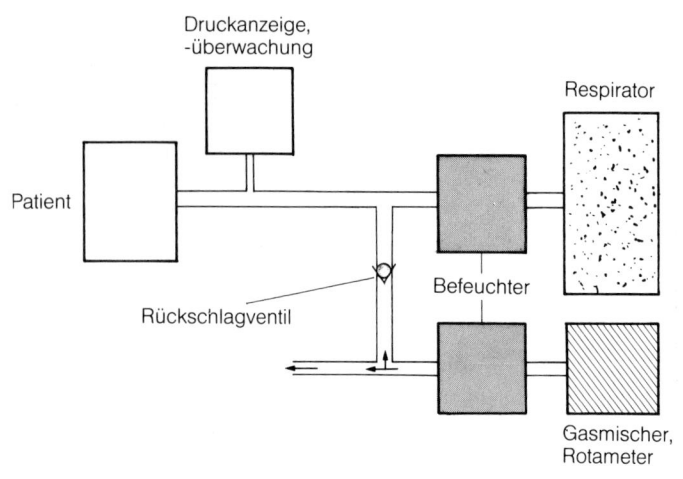

Abb. 2.31. Parallelfluß (Continuous-flow)-IMV-System

IMV

Siehe Kap. 1. Abbildung 2.31 zeigt ein System, in dem ein Rückschlagventil den Respiratorkreis von einem ihm beigefügten Continuous-flow-System trennt. Während des maschinellen Atemhubs ist das Rückschlagventil geschlossen. Zwischen den maschinellen Atemhüben kann der Patient spontan über das Continuous-flow-System bei offenem Rückschlagventil atmen.

Eine andere Lösung für die Durchführung von IMV ist in Abb. 2.32 dargestellt. Der kontinuierlich über einen Mischer ausgelieferte Gasfluß füllt einen Atembeutel, der als Reservoir für die Spontanatmung dient. Dieses System ist wiederum durch ein Rückschlagventil vom Respirator getrennt, der die maschinellen Atemhübe liefert. Während des IPPV-Hubes des Respirators schließt sich das Rückschlagventil, und das vom Continuousflow-System durchströmte Reservoir füllt sich. Bei Erreichen des am Überdruckventil eingestellten Druckes entweicht das Überschußgas zur Atmosphäre. Ist der maschinelle Atemhub beendet, fällt der Druck im Respiratorkreis, das Rückschlagventil öffnet sich, und das Gas aus dem Continuous-flow-System kann über den gefüllten Atembeutel in das Respiratorkreissystem einströmen. Der Patient erhält nun

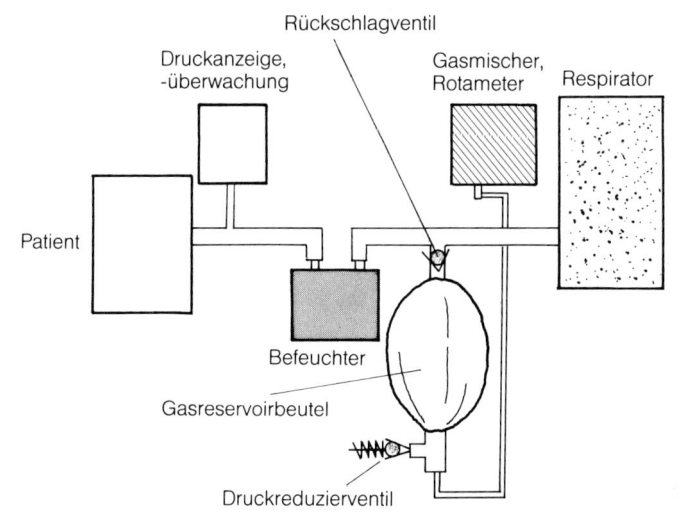

Abb. 2.32. IMV mit Continuous-flow-System und Gasreservoir

das Gasgemisch für seine eigene Spontanatmung aus dem Continuousflow oder, bei hohem Gasbedarf, aus dem Reservoir.

SIMV
Siehe Kap. 1. Die Synchronisation (Triggerung) des IMV-Hubes kann durch ein sog. Erwartungszeitfenster erreicht werden (Abb. 2.33). Darunter versteht man jede definierte Zeiteinheit am Ende der Spontanatemphase, in der dem Patienten die Möglichkeit gegeben ist, den maschinellen Atemhub synchron auszulösen, d. h. die Triggerfunktion in Tätigkeit zu setzen.

MMV
Siehe Kap. 1. Es wird wie bei IMV eine Mindestventilation sichergestellt. Hierbei ist die Wiederholfrequenz der mandatorischen Hübe im Gegensatz zu IMV nicht zeitlich fest vorgegeben, sondern diese werden nur bei Unterschreiten des eingestellten Minutenvolumens ausgelöst. Die Spontanatmung kann bei MMV sowohl nach dem Continuous-flow-Prinzip als auch nach dem Demand-flow-Prinzip erfolgen.

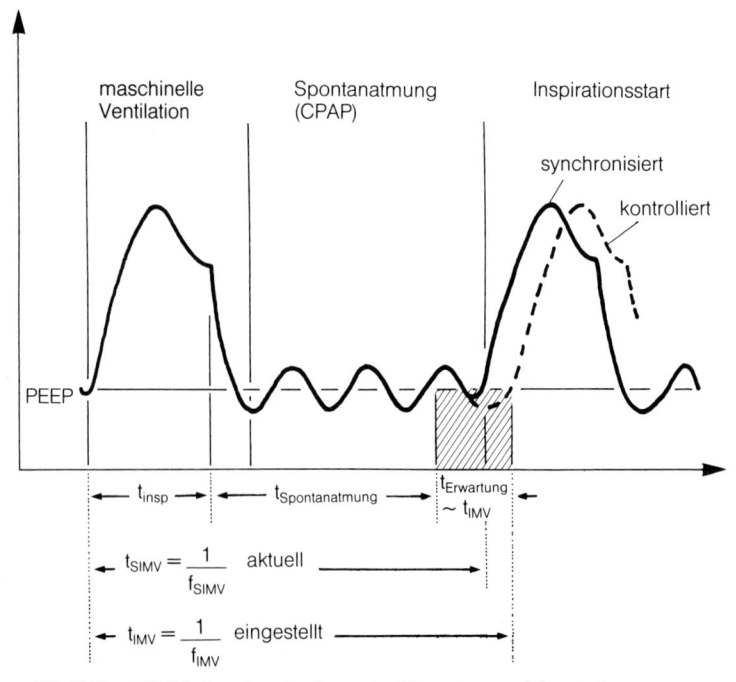

Abb. 2.33. SIMV: Synchronisation mit „Erwartungszeitfenster"

CFV

CFV wurde ebenfalls als Weaningverfahren entwickelt und dient der Unterstützung der Spontanatmung. Die Gasversorgung erfolgt über einen Gasmischer und Flußsteller. Über einen Anfeuchter gelangt das Atemgas zum Patienten. Mit dem zwischengeschalteten Reservoirbeutel werden Flußspitzen abgedeckt. Eine Rückatmung in den Reservoirbeutel wird über ein Rückschlagventil verhindert (Abb. 2.34). In Erweiterung der Spontanatmung können über ein im Takt geschaltetes Sperrventil im Exspirationszweig auch IMV und IPPV realisiert werden.

CPAP

Siehe Kap. 1. Das System ist ähnlich wie das CFV-System aufgebaut. Im Exspirationszweig wird zusätzlich ein PEEP-Ventil zur

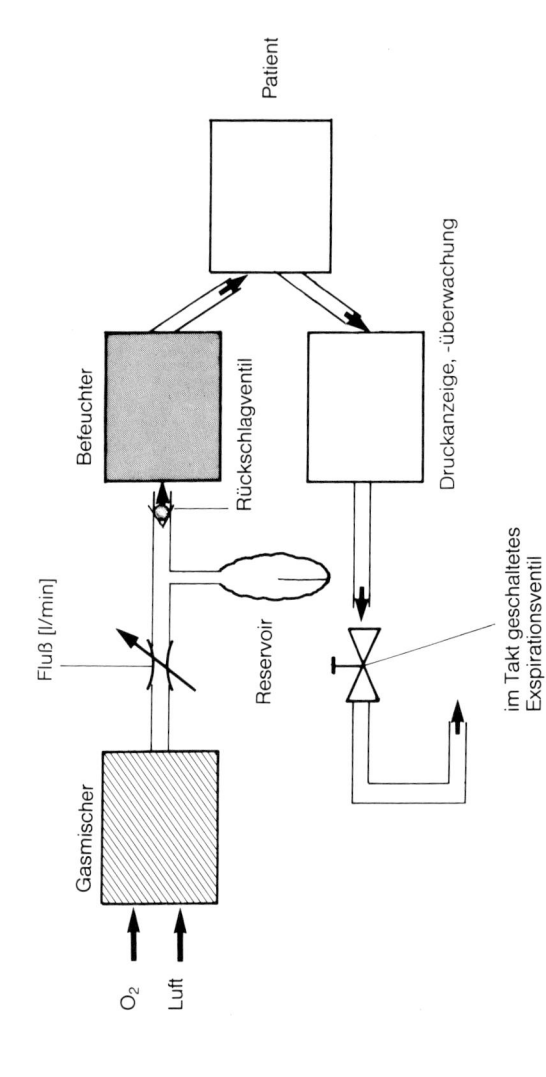

Abb. 2.34. Einfaches Continuous-flow-System

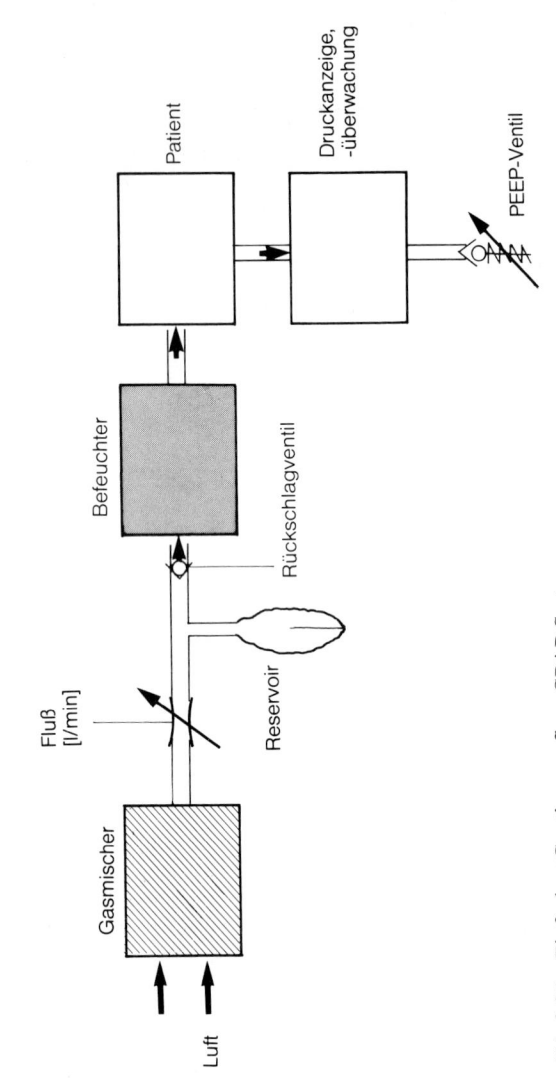

Abb. 2.35. Einfaches Continuous-flow-CPAP-System

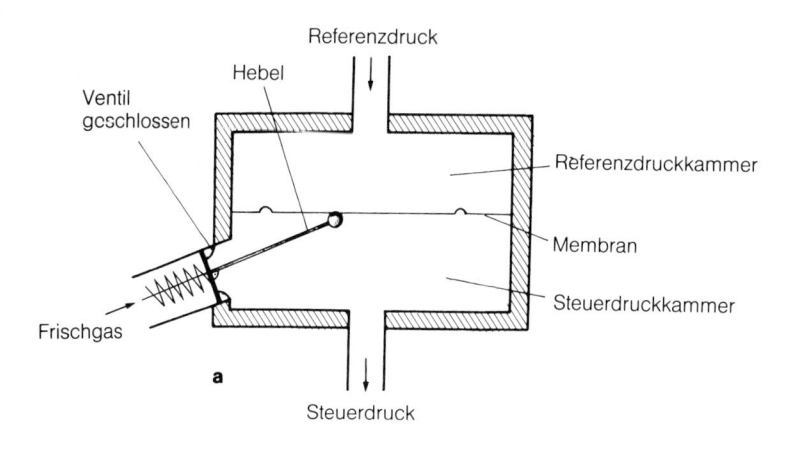

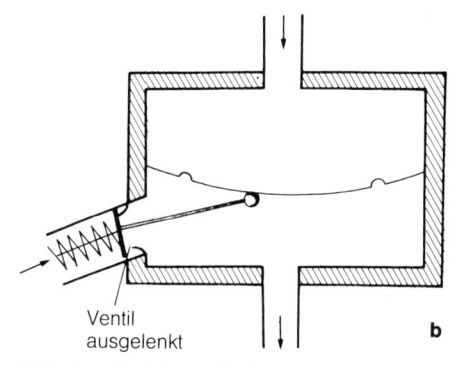

Abb. 2.36a, b. Funktionsprinzip des „Lungenautomaten" **a** in Ruhelage: Ventil geschlossen, kein Fluß, **b** in Funktion: Referenzdruck > Steuerdruck: Membran wird zur Steuerdruckkammer ausgelenkt und öffnet das Ventil über den Hebel; Gas kann nun in die Steuerdruckkammer einfließen

Erzeugung von Drücken von 0–30 mbar (0–3 kPa) eingesetzt. Eine Messung des Atemminutenvolumens ist bei CPAP-Systemen mit Continuous flow möglich, aber aufwendig (Abb. 2.35).

Demand-flow-CPAP

Dieses Beatmungsmuster kann im weitesten Sinne als eine Form der assistierten maschinellen Ventilation betrachtet werden. Eine mögliche Realisierung des Demand-flow-CPAP sei am Funktionsprinzip des „Lungenautomaten" (Abb. 2.36a, b) erläutert. Der bei spontanen Inspirationsbemühungen des Patienten entstehende Unterdruck (Steuerdruck) öffnet ein Gasmengenregelventil so lange, wie der vom Patienten erzeugte Steuerdruck unter dem Referenzdruck (Atmosphärendruck bzw. bei CPAP-Niveau) liegt. Beendet der Patient die Inspiration (Steuerdruck Referenzdruck), schließt das Gasmengenregelventil, die Inspiration ist beendet, und der Patient kann ausatmen. Das bedeutet allerdings *nicht*, daß Patienten mit insuffizienter Atmung die ausreichende Gasmenge erhalten.

IFA

Siehe Kap. 1. IFA wird inzwischen in immer mehr Respiratoren unter verschiedenen Bezeichnungen realisiert. Bei dieser Beatmungsform wird dem Patienten ein inspiratorischer Fluß bis zum Erreichen einer individuell einstellbaren Druckschwelle über dem PEEP-Niveau angeboten, so daß die Spontanatmung vertieft bzw. die Inspirationsarbeit des Patienten partiell oder ganz substituiert wird. Nach Erreichen der Druckschwelle erfolgt die Exspiration bis auf PEEP-Niveau. Der Triggerimpuls für den Beginn der IFA kann ebenso wie der Beginn der Exspiration druck- oder flußgesteuert ausgelöst werden.

Literatur

Churchill-Davidson HC (1978) A practice of anaesthesia, 4th ed. Lloyd-Luke, London
Heironimus TW, Bageant RA (1977) Mechanical artificial ventilation, 3rd ed. Thomas, Springfield
Kirby BR, Smith RA, Desaultes DA (1985) Mechanical ventilation. Churchill Livingstone, New York Edinburgh London Melbourne
Lawin P, Morr-Stratmann U (1978) Aktuelle Probleme der Intensivbehandlung I. Schriftenreihe Intensivmedizin, Notfallmedizin, Anästhesiologie, Bd 12. Thieme, Stuttgart
Lawin P, Peter K, Scherer R (1984) Maschinelle Beatmung gestern – heute – morgen. Schriftenreihe Intensivmedizin, Notfallmedizin, Anästhesiologie, Bd 48. Thieme, Stuttgart New York

Lotz P, Siegel E, Spilker D (1984) Grundbegriffe der Beatmung. GIT-Verlag Ernst Giebeler, Darmstadt

McPherson SP, Spehrman CB (1985) Respiratory therapy equipment, 3rd ed. Mosby, St. Louis Toronto Princeton

Mushin WW, Rendell-Baker L, Thompson PM, Maplison WW (1980) Automatic ventilation of the lungs, 3rd ed. Blackwell, Oxford London Edinburgh Melbourne.

Scurr C, Feldmann S (1982) Scientific foundations of anaesthesia (physical principles part I, II). Heinemann, London

3 Anforderungen an Respiratoren

P. M. Osswald

Geschichtliche Entwicklung

In einem historischen Überblick, der sich mit lebensrettenden Maßnahmen bei Ertrinkenden befaßt (Herholdt u. Rafn 1960), werden die Mund-zu-Mund-Beatmung und andere mechanische Methoden der Ventilation zu Beginn des Jahrhunderts erwähnt. Eine Publikation von Emerson (1909) beschreibt die Vorzüge der positiven Druckbeatmung zur Behandlung der Herzinsuffizienz und des Lungenödems. In den Jahren zwischen 1950 und 1960 führte dann die Popularität der intermittierend positiven Druckbeatmung zur Entwicklung verschiedener Respiratortypen. Die Diskussion drehte sich zunächst um die Bevorzugung volumen- oder druckgesteuerter Respiratoren bei noch fehlendem adäquatem Monitoring. Dabei wurden zunächst 2 O_2-Einstellmöglichkeiten (40% und 100%) als ausreichend angesehen. Nach 1960 wurde dann die Notwendigkeit der Atemgasanfeuchtung erkannt. Dazu muß man wissen, daß vor 1960 noch tägliche Bronchoskopien bei beatmeten Patienten üblich waren. Die Einführung des endexspiratorischen positiven Druckes (PEEP) erfolgte Ende der 60er Jahre.

Die Entwicklung entsprechender Luftbrücken (Cufftuben) wurde als Voraussetzung differenzierter bzw. exakter Respiratoreinstellungen gesehen, die dann auch zur Entwicklung der verschiedenen Operation modes führte.

Die Änderung der Indikationen zur Beatmung nahmen ebenfalls ihren Einfluß auf die Entwicklung der Respiratoren.

Allgemeine Gesichtspunkte

Die Beschreibung der Anforderungen, die an die apparative Ausrüstung der Respiratoren zu stellen sind, orientiert sich an der täglichen Praxis der Beatmungsstation. Die der Ausrüstung zugrundeliegende Technologie interessiert nur insoweit, als sie diese maßgeblich in ihrer Leistung beeinflußt. Hierbei darf aber nicht unberücksichtigt bleiben, mit welcher Zielsetzung man einen Respirator einsetzen will, d.h. bei der Beschreibung der Anforderungen an solche Respiratoren ist die Kenntnis des entsprechenden Krankenguts, bei dem der Respirator angewendet werden soll, Voraussetzung. Zur Zeit kann kein Respirator optimale Voraussetzungen für alle Patienten, vom Neugeborenen bis zum Erwachsenen, anbieten. Hieraus ergibt sich die Überlegung, inwieweit es erforderlich sein kann, daß man für eine Beatmungseinheit (Intensivstation) ggf. verschiedene Respiratortypen zur Verfügung hält, um einem breiteren Spektrum des Patientenguts gerecht werden zu können. Dies bleibt aber sicherlich auf spezielle Beatmungseinheiten in großen Zentren beschränkt, so daß man davon ausgehen kann, daß für eine Intensivstation eines größeren städtischen Krankenhauses, eines mittleren oder kleineren Krankenhauses gewöhnlich *ein* Respiratortyp für die Regelversorgung ausreicht, wenn dieser unter Berücksichtigung seiner Leistungen entsprechend dem jeweiligen Krankengut ausgewählt wurde. Wie bereits einleitend erwähnt, hängt die definitive Entscheidung von der Struktur des jeweiligen Krankenhauses ab. Es ist empfehlenswert, neben dem Respiratortyp für die Normalversorgung in geringerer Stückzahl einen zweiten Respiratortyp bereitzuhalten, der sich für differenziertere Beatmungstechniken eignet, mindestens aber sollen von jedem Respiratortyp 2 Maschinen zur Verfügung stehen, damit bei Ausfällen ein entsprechendes Ersatzgerät zur Verfügung steht.

Eine Differenzierung von sog. großen und kleinen Beatmungsgeräten ist nicht sinnvoll, da die sog. kleinen Beatmungsgeräte (z.B. *Bird* Mark 7) ohnehin aufgrund ihrer Steuermechanismen ohne das entsprechende Monitoring nicht zur Beatmungstherapie eingesetzt werden sollen. Dies findet seinen Niederschlag auch darin, daß diese Geräte heute überwiegend in der Inhalationstherapie ihren

Einsatz finden. Ein wesentliches Kriterium bei der Auswahl der Respiratoren ist die sinnvolle Reduzierung technischer Voraussetzungen und Möglichkeiten, wobei man sich hier, wie oben erwähnt, an dem Krankengut der jeweiligen Klinik bzw. Intensivstation zu orientieren hat.
Folgende Anforderungen werden an die Ausrüstung der Respiratoren gestellt:

1) Notwendige Ausstattung
- alle Möglichkeiten der Ventilation bei minimalen Betriebsgeräuschen,
- Möglichkeit, verschiedene Altersklassen zu beatmen,
- Angabe/Definition des inspiratorischen Gasgemischs (Konzentration, Volumen, Fluß, Drücke, Zeit),
- Möglichkeit direkt aktionsbezogener Änderungen,
- bei Extrembedingungen manuelle Umschaltbarkeit.

2) Monitoring und Alarme
- kontinuierliche Anzeige der inspiratorischen O_2-Konzentration,
- Alarmangabe bei Abweichen von gewünschter O_2-Einstellung,
- inspiratorische und exspiratorische Volumina (V_T, AMV),
- inspiratorische und exspiratorische Drücke,
- Alarmschaltung für Leckagen und Stenosen.

Ausstattung

Bei der Formulierung der Anforderungen an die Ausrüstung der Respiratoren steht die Forderung nach allen Möglichkeiten der Ventilation, d.h. nach dem Vorhandensein aller Optionen einschließlich CPAP, im Vordergrund. Minimale Betriebsgeräusche sollten hierbei eine Selbstverständlichkeit sein. Variabilitäten im Aufbau bzw. Modulsysteme sind sicher nicht uneingeschränkt von Vorteil und bleiben auf einzelne Entwicklungen beschränkt.
Die Möglichkeit der Beatmung verschiedener Altersklassen mit einem Respirator ist wünschenswert, mit Ausnahme der Beatmung

von Neugeborenen. Die Grenze sollte hier bei einem Zugvolumen von 2,5 ml ($V_T = 2,5$ ml/kgKG) gesetzt werden.
Die Möglichkeit direkt aktionsbezogener Änderungen ohne Zeitverlust bis hin zur manuellen Umschaltbarkeit in Extremfällen ist unverzichtbar.
Ein Respirator erweist sich als unbefriedigend, wenn sich z. B. nur der inspiratorische Fluß als primäre Regelgröße einstellen läßt und nicht die Inspirationszeit.
Anforderungen an die technische Ausrüstung des Patientensystems sind:

1) Notwendige Ausstattung
- einfache Handhabung,
- Anfeuchtsystem ohne Systemunterbrechung, Möglichkeit des problemlosen Einfüllens von Wasser,
- sichere, eindeutige Adapter,

2) Sicherheitsvorkehrungen
- Sicherheit gegen Diskonnektion,
- Dichtigkeit,
- Temperatur- und Feuchtigkeitskontrolle.

Die Anforderungen, die an die technische Ausrüstung des Patientensystems zu stellen sind, belaufen sich im wesentlichen auf die Handlichkeit, da hier bei zu komplizierter Handhabung die häufigsten Störmöglichkeiten (Undichtigkeiten) auftreten. Weiter muß ein Patientensystem mit 2 Schläuchen (Faltenschläuchen) und einem Anfeuchtsystem ausgestattet sein, das ohne Systemunterbrechung ein Ablassen von Kondenswasser erlaubt. Beim Einfüllen von Wasser dürfen keine Schwierigkeiten entstehen, insbesondere ist darauf zu achten, daß Verkantungen unmöglich gemacht werden. Der Befeuchter muß dicht und heizbar sein. Eine Alternative stellen die auf dem Markt angebotenen künstlichen Nasen dar.
Die technische Ausrüstung der Mischer setzt sich im wesentlichen aus der Möglichkeit der Konzentrationsangabe für Sauerstoff (DIN 13252: Mischung von Sauerstoff und Luft) zusammen. Die Mischer sollen insbesondere durch eine zentrale Gasversorgung zu betreiben sein. Die Farbkodierung der Schläuche sollte zur selbstverständlichen Ausstattung gehören. Zusätzlich empfiehlt es sich,

eine Vorrichtung zur Beimischung von Lachgas oder Narkosegasen zur Verfügung zu halten (z. B. bei Tracheotomie und Verbandswechsel).

1) Notwendige Ausstattung
- Konzentrationsangabe: DIN 13252 (0,21–1,0 F_IO_2),
- Farbkodierung.

2) Erforderliches Monitoring
- O_2-Mangelalarm (nach 7 s, nicht abschaltbar),
- Vermeidung von Verwechslungen (taktile Kennzeichen).

Monitoring

Die kontinuierliche Anzeige der inspiratorischen O_2-Konzentration gehört ebenso wie die Alarmangabe bei Abweichungen von gewünschten O_2-Einstellungen zu dem bei jedem Respirator erforderlichen Monitoring. Daneben ist es wünschenswert, daß die endexspiratorische CO_2-Konzentration bzw. die CO_2-Minutenproduktion während der Beatmung überwacht werden kann. Eine zusätzliche Überwachung der Compliance erscheint in diesem Zusammenhang wertvoll.

Zum Monitoring muß auf jeden Fall ein Gasversorgungsalarm gehören sowie die Angabe inspiratorischer und exspiratorischer Volumina und Drücke und der Atemfrequenz.

Sicherheitsvorkehrungen und Alarme

Unverzichtbar ist die Alarmschaltung für eine Leckage. Diese kann sowohl in Form eines Volumen- als auch in Form eines Druck- bzw. Diskonnektionsalarms konzipiert sein.

An Sicherheitsvorkehrungen müssen v. a. solche gegen eine mögliche Diskonnektion (einfacher und sicherer Adapter) vorhanden sein. Die Kontrolle der Dichtigkeit kann auch vom Monitoring des Respirators übernommen werden. Temperatur- und Feuchtigkeitskontrolle (Hygrometer) sind wünschenswerte Verbesserungen.

Einstellmöglichkeiten

Klare Angaben/Definitionen des inspiratorischen Gasgemischs (Konzentration, Volumen, Fluß, Drücke, Zeit) müssen vorhanden sein, wobei hier immer auf eine übersichtliche Handhabung besonderer Wert gelegt werden sollte.
Hier erhebt sich die Forderung nach der Möglichkeit, die entsprechenden Atemparameter *unmittelbar* einzustellen, anstatt z. B. Inspirationszeit oder Atemzeitverhältnis über den inspiratorischen Fluß *indirekt* festzulegen, wie dies bei verschiedenen Respiratoren üblich ist.

Schnittstellen/Anschlußmöglichkeiten

Schnittstellen bzw. Anschlußmöglichkeiten von anderen Geräten sollten nach Möglichkeit vorhanden sein. Hierbei wird mindestens ein analoger Ausgang erwartet. Die Möglichkeit des Anschlusses eines Schreibers sollte gegeben sein.

Ergonomische Gesichtspunkte

Zu den aufgeführten Anforderungen an die technische Ausrüstung kommen ergonomische Gesichtspunkte (Blum 1970; Boquet et al. 1980; Burandt 1978; Grandjean 1979). Diese lassen sich folgendermaßen differenzieren:
- Gerätedesign und Arbeitsumgebung,
- Geräteergonomie (Hardware),
- Systemergonomie (z. B. Steuerbarkeit),
- Kognitionsergonomie (Software), wie Dialoggestaltung, Mensch-Rechner-Interaktion und Fehlermanagement.

Die Bewertungskriterien für die Dialoggestaltung sind:
- Aufgabenangemessenheit, Lieferung relevanter Informationen,
- Selbsterklärungsfähigkeit,
- Steuerbarkeit,
- Verläßlichkeit,
- Fehlertoleranz,
- Fehlertransparenz.

60% aller Ursachen der Fehlermöglichkeiten beruhen auf fehlerhafter Handhabung bei unzureichend berücksichtigten ergonomischen Gesichtspunkten der Geräte. Die Möglichkeiten, die zur Verfügung stehen, um diese Fehlerrate zu reduzieren, bestehen 1) in der Verbesserung der Geräte und 2) in der Schulung.

Faßt man den 1. Gesichtspunkt näher ins Auge, so kommt man zu dem Schluß, daß folgende 3 Themengebiete in die Beurteilung von medizinisch-technischen Geräten, hier speziell von Respiratoren, einfließen müssen:

- Funktion,
- Sicherheitsvorkehrungen,
- ergonomische Anforderungen.

Selbstverständlich können die Geräte nicht ohne Betrachtung ihres Umfelds beurteilt werden, z.B. die Anordnung des Respirators zum Personal, zum Patienten und zur Ausstattung des Raumes (Drui et al. 1973, McIntyre 1982; Paget et al. 1981; Proctor 1981).

Die typische Reaktion auf eine Störung, die durch unzureichende oder fehlende Berücksichtigung ergonomischer Aspekte bei der Herstellung des Geräts verursacht wird, ist in der Regel eine Unzufriedenheit mit der äußeren Konzeption und den Bedienungselementen. Aufgrund der in der entsprechenden Literatur gemachten Angaben (Satwicz u. Shagrin 1981; Kraft u. Lees 1984) und aufgrund eigener Erfahrungen ergeben sich ergonomische Überlegungen, aus denen sich Anforderungen an die Bedienung der Respiratoren, die Lesbarkeit sowie die Größe und Rückmeldevorrichtungen der Bedienungselemente ableiten lassen.

Bedienung
– einfach,
– eindeutig (Vermeidung von Doppelfunktionen),
– unverwechselbar,
– reproduzierbar,
– direkt aktionbezogen.

Lesbarkeit
– gut aus 80–100 cm Entfernung.

Größe
– möglichst klein.

Rückmeldungen
- Hinweise,
- Warnungen,
- Alarme (optisch, akustisch),
- Trennung von Steuerung und Überwachung,
- Eindeutigkeit (Vermeidung von Mehrfachalarmen).

Die Bedienung eines Respirators muß in erster Linie einfach und zur Vermeidung von Doppelfunktionen eindeutig und unverwechselbar sein. Reproduzierbarkeit in der Bedienung ist eine Selbstverständlichkeit. Die einzelnen Bedienungselemente müssen direkt aktionsbezogen und unabhängig voneinander angegangen werden können, wobei ganz besonders auch auf die Zugänglichkeit zu achten ist.

Die Lesbarkeit der Anzeigen sollte aus einer Entfernung von 80-100 cm noch gut sein. Insgesamt ist anzustreben, die einzelnen Bauelemente doch möglichst klein zu halten, was aber nicht auf Kosten der oben angeführten Anforderungen gehen darf.

Zu den Rückmeldungen gehören Hinweise, Warnungen, eindeutige Alarme, die sowohl optisch als auch akustisch voneinander unterscheidbar sein sollen. Die Trennung von Steuerung und Überwachung ist hierbei eine elementare Voraussetzung. Die Vermeidung von Mehrfachalarmen ist oft nicht möglich, da auftretende Störungen (z.B. Leckagen) mehrere Alarme nach sich ziehen müssen (z.B. Druck-, Volumen- und O_2-Konzentrationsalarme). Die auslösende Alarmursache sollte optisch sichtbar im Vordergrund stehen.

Anforderungen, die sich auf die Anordnung des Respirators am Patientenbett und auf die Ausstattung der Intensivstation beziehen, betreffen in der Regel auch die Handlichkeit eines Respirators. Unter ergonomischen Gesichtspunkten muß man hierbei von folgenden Kriterien ausgehen:

- Arbeitserleichterung, d.h. Ausschaltung unnötiger isometrischer Muskelarbeit (Haltearbeiten, Rumpfbeugen etc.), sollte möglich sein.
- Eine optimale Arbeitsposition sollte garantiert sein.
- Arbeitshöhe sowie Dimensionierung und Gestaltung der Sichtkontrolleinrichtungen müssen die optimale Sehdistanz gewährleisten. Dabei sollte eine bequeme Kopfhaltung möglich sein.
- Häufige manuelle Tätigkeiten müssen innerhalb des Greif- und Bewegungsraums liegen.

Ausreichender Raum muß in der Patientenbox vorhanden sein, die die Aktivität von mindestens 3 Personen ermöglicht. Diese Forderung ist unerläßlich. Dabei müssen die Informationen mit dem größten Wert im unmittelbaren horizontalen und vertikalen Gebrauchsblickfeld liegen. Übertragen bedeutet dies, daß direkt gegenüber der am Patientenbett tätigen Krankenschwester oder Arztes die optimalen Beobachtungs- und Arbeitsbedingungen herrschen müssen.

In einem Winkel von etwa 15° zu beiden Seiten bestehen noch akzeptable Arbeitsgegebenheiten, rechts und links darüber hinaus letztlich keine annehmbaren Konditionen mehr. Die räumliche Gestaltung und Positionierung müßte also unter ergonomischen Gesichtspunkten von folgenden Kriterien ausgehen:

Der Patient muß im Mittelpunkt der Aufmerksamkeit für die klinische Beurteilung im unmittelbaren Gesichtsfeld des behandelnden Arztes und der behandelnden Schwester/Pfleger bei guter Beleuchtung und im Normalfall freier Zugänglichkeit von Kopf und Körper sein.

Die Darstellung und kontinuierliche Kontrolle schnell veränderlicher Vitalgrößen erfolgt visuell. Dies erfordert eine kontinuierliche oder in kurzen Zeitabständen aktualisierte optische Darstellung. Die erforderlichen manuellen Aktivitäten müssen sich im Greifraum oder zumindest in der Patientenbox abspielen.

Häufige, rein mechanische und nebensächliche Tätigkeiten bieten sich zur Automatisierung an. Die Gruppierung von Komponenten, denen sich der behandelnde Arzt sowie Schwester und Pfleger häufig in festgelegter Reihenfolge zuwenden (Protokollaktivität, Monitor, Beobachtung, Medikamentenmanipulationen), muß räumlich adäquat erfolgen.

Ergonomisch relevant sind dabei insbesondere die Übergänge zwischen Mensch und Maschine, die Wahrnehmung von Information und die Handhabung der Bedienungselemente.

Die Notwendigkeit des schnellen und sicheren Zugriffs in dringlichen Situationen muß gegeben sein. Einige Bedienungseinrichtungen (Handbeatmungsbeutel, Überdruckventil, Absaugvorrichtung etc.) müssen jederzeit rasch und sicher erreichbar sein. Sie sollten deshalb im günstigen Fall mit einer Blickwendung erfaßbar sein und im einstellbaren Greifraum liegen. Auch hier sind Gebrauchsblickfeld, Greiffläche und Kopplungsmechanismen und die Anordnung korrespondierender Werte zu berücksichtigen. Ganz besonderer Wert ist darauf zu legen, daß eben auch korrespondierende Werte, z. B. von links nach rechts, in derselben Reihe erscheinen.

Gebrauchsblickfeld:
- 40–140° horizontal, 18–35° vertikal.

Greiffläche:
- 35–45 cm (ausgestreckter Arm 55 cm).

Kopplungsmechanismen:
- Protokoll – Monitoring, Medikamente – Protokoll.

Korrespondierende Werte:
- Verlauf von links nach rechts (analog/digital in derselben Reihe),
- immer gleiche Grundkomponenten,
- zusätzliche Ausrüstung.

Servicearbeiten, Kosten

Zusätzlich ergeben sich noch eine Reihe von Anforderungen aus ökonomischer Sicht. Diese entgehen dem Anwender meist, sind aber nicht weniger bedeutsam. Dabei ist zu bedenken, daß nicht nur die Anschaffungskosten in einer vernünftigen Relation zur Leistung des Respirators stehen müssen, sondern auch die Folgekosten, die sich aus den Kosten für Wartung und Reinigung und auch aus den Betriebskosten zusammensetzen. Die Intervalle für Wartung und Reinigung müssen angemessen sein (nicht häufiger als z. B. alle 6 Monate), die Reparaturhäufigkeit möglichst gering. Eigene Reparaturmöglichkeiten sollten gegeben sein. In diesem Zusammenhang sollte auch die Lokalisation der firmeneigenen Serviceeinrichtung berücksichtigt werden (Dichte des Kundendienstnetzes). Es geht nicht an, daß allein für die Anreise von Serviceleuten bereits ein unangemessen hoher Betrag bezahlt werden muß, bevor überhaupt die Kosten für die eigentliche Serviceleistung berechnet werden. Außerdem sollte man in Betracht ziehen, daß

nicht zu aufwendige und teure technische Voraussetzungen für den Betrieb der einzelnen Respiratoren notwendig sind.
Die Kriterien aus ökonomischer Sicht sind:
- Anschaffungskosten,
- Kosten für Wartung und Reinigung (Intervalle),
- Betriebskosten,
- Notwendigkeit von speziellen technischen Voraussetzungen zum Betrieb der einzelnen Respiratoren,
- Reparaturanfälligkeit (eigene Möglichkeiten),
- Servicelokalisation.

Literatur

Blum LL (1970) Safety factors of anaesthesia equipment and the components of manmachine interface (an introduction into ergonomics). In: Advances in anaesthesia and resuscitation. Proceedings of the 3rd European Congress of Anaesthesiology, Prag, S 15, 195

Boquet G, Bushman JA, Davenport HT (1980) The anaesthetic machine – a study of function and design. Br J Anaesth 52/1: 61–67

Burandt U (1978) Ergonomie für Design und Entwicklung. Schmidt, Köln

Drui AB, Behm RJ, Martin EW (1973) Predesign investigation of the anesthesia operational environment. Anesth Analg 52/4

Emerson H (1909) Artificial respiration in the treatment of edema of the Lungs. Arch Intern Med 3: 368

Grandjean E (1979) Physiologische Arbeitsgestaltung. Ott, Thun

Herholdt JD, Rafn CG (1960) An Attempt at an historical survey of life-saving measures for drowning persons and information on the best means by which they can be brought back to life. Stiftsbogtrykkeriet, Aarhus

Kraft HH, Lees DE (1984) Closing the loop: how near is automated anesthesia? South Med J 77/1

McIntyre JWR (1982) Man-machine interface: the position of the anaesthetic machine in the operating room. Can Anaesth Soc J 29/1

Paget MS, Lambert TF, Sridhar K (1981) Factors affecting an anaesthetist's work: some findings on vigilance and performance. Anaesth Intensive Care 9: 359

Proctor EA (1981) The operating room. Int Anesthesiol Clin 19/2: 49

Satwicz PR, Shagrin JM (1981) The selection of anaesthetic equipment. Int Anesthesiol Clin 19/29: 97

Teil B
Beschreibung der einzelnen Geräte

Geräte und Herstellerfirmen

„Bennett MA 1 B", „Bennett MA 2 B", „Bennett MA 2 B+2", „Bennett 7200", „Bennett 7200a"

Puritan Bennett Corporation
12655 Beatrice Street
USA-Los Angeles/CA 90066

„Bird Mark 7"

Bird Product Corporation
3101 East Alejo Road
PO-Box 2007
USA-Palm Springs/CA 92263

„Dräger EV-A", „Dräger UV 1", „Dräger UV 2", „Dräger Oxylog"

Drägerwerk AG
Moislinger Allee 53/55
D-2400 Lübeck 1

„Engström ER 300", „Engström Erica 80", „Engström Erica 86"

Gambro-Engström
Box 20109
S-16120 Bromma

„Gallacchi Turbo-PEEP-Weaner"

Galacchi & Co AG
Rebgasse 52
CH-4058 Basel

„Hamilton Veolar"

Hamilton Medical AG
Via Nova
CH-7403 Rhäzüns

„Ohmeda CPU 1"

Ohmeda France
Zone industrielle de Coignières Maurepas
F-Paris

„Penlon Nuffield Anaesthesia Ventilator Series 200"

Penlon Ltd.
Radley Road
GB-Abingdon

„Siemens SV 900 C", „Siemens SV 900 B", „Siemens SV 900 D"

Siemens – Elema AB
Ventilator Division
S-17195 Solna

Bennett MA 1 B

Allgemeine Funktionsbeschreibung

Der MA-1-B-Respirator ist ein elektrisch betriebener, volumengesteuerter Respirator, der kontrolliert, assistiert oder auch assistiert-kontrolliert eingesetzt werden kann. Der Respirator enthält 2 pneumatische Systeme, die mittels eines Faltenbalgs in ein Antriebssystem (Primärsystem) und ein Patientensystem (Sekundärsystem) getrennt sind.

Gasfluß

Vom Druck der zentralen Gasversorgung oder wahlweise von einem Kompressor strömt Luft in eine Kammer, in der ein Faltenbalg hängt. Dieser wird dadurch komprimiert und drückt die darin befindliche Luft (mit der am O_2-Mischer eingestellten O_2-Konzentration) über einen Bakterienfilter und einen Anfeuchter zum Patienten aus.

Das komprimierte Gas des Antriebssystems passiert ein Venturi-System, an dessen distalem Ende ein Peak-flow-Regler ist, der die inspiratorische Flußgeschwindigkeit reguliert und die Geschwindigkeit der Faltenbalgkompression steuert. Nach dessen Passage teilt sich das Gas. Der größere Gasfluß geht über ein Richtungsventil in die Kammer, die den Faltenbalg umgibt, während der restliche Teil des Gasflusses ein Ballonventil komprimiert, das die Kammer abdichtet.

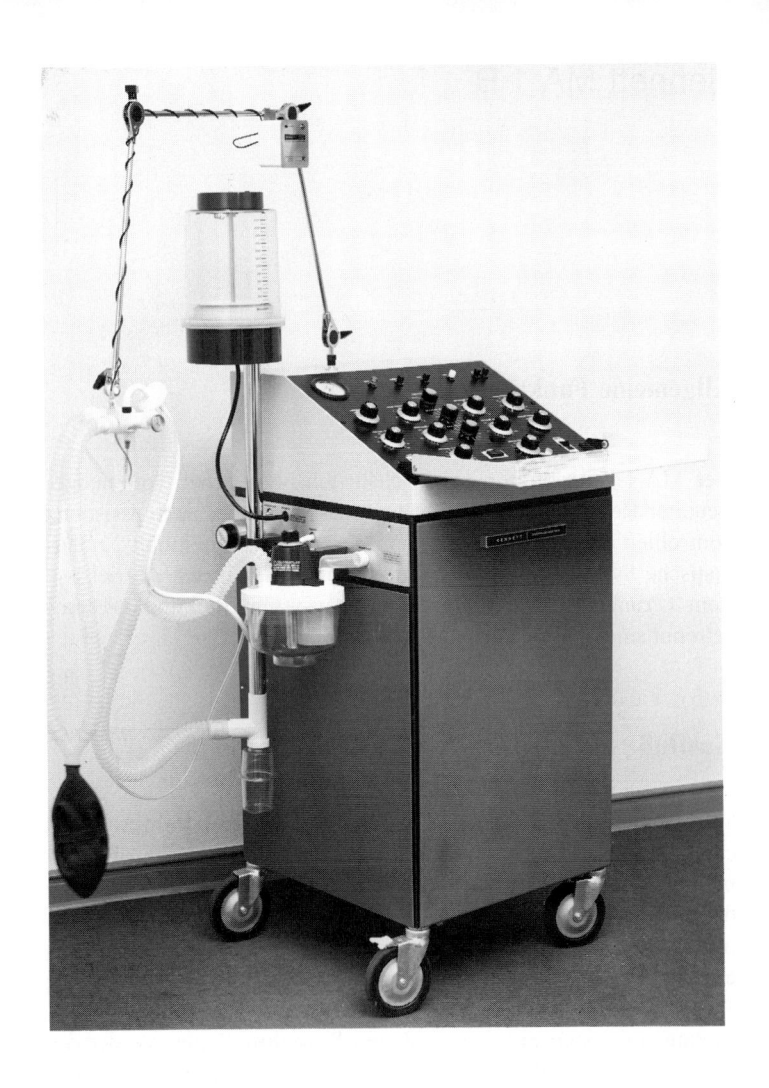

Vom Peak-flow-Regler gehen 2 weitere Leitungen ab. Eine führt zum Entlüftungsschlauch des Spirometers, die andere zu einem Pilotventil, welches Differenzen zwischen eingestelltem Peak flow und dem Peak flow in der Faltenbalgkammer ausgleicht.

Nachdem der Peak flow des Primärsystems den Faltenbalg ausge-

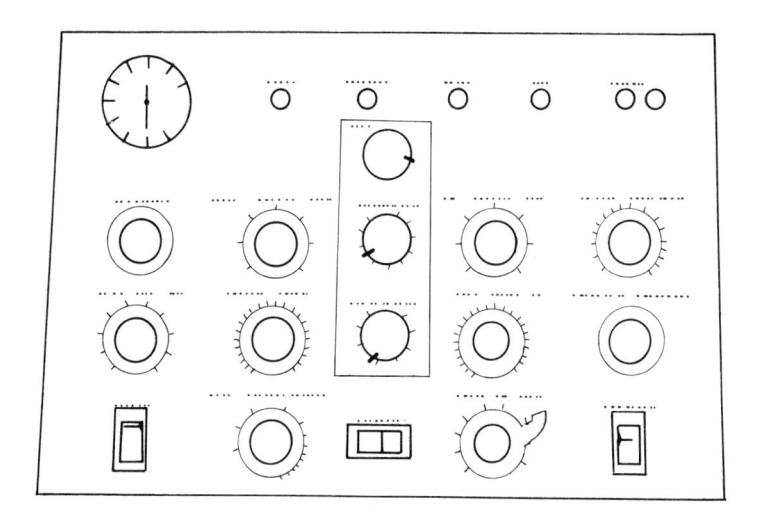

drückt hat, strömt das darin befindliche Inspirationsgas über ein Auslaßventil, ein Ablaßventil, einen Bakterienfilter und einen Anfeuchter (Sekundärsystem) zum Patienten. Parallel dazu sind 4 Leitungen geschaltet. Sie führen zum Systemdruckmanometer, zum inspiratorischen Druckbegrenzer, zum Druckbegrenzer der Seufzeratmung und zur Triggerempfindlichkeitskontrolle.
Mit einem Drehregler ist die O_2-Konzentration von 21-100% mit einer Fehlerbreite von $+-2,5\%$ stufenlos einstellbar. Der O_2-Mischer ist mechanisch-pneumatisch gesteuert und elektrisch gegen Druckabfall überwacht. Bei der Verwendung der assistierten Modes kann die Triggerempfindlichkeit ebenfalls stufenlos eingestellt werden. Das Patientensystem erlaubt außerdem die Einstellung eines positiv endexspiratorischen Druckes.
Die Atemfrequenz ist zwischen 6 und 60/min einstellbar, Atemzugvolumina bis 2200 ml sind möglich, die normale Druckkontrolle kann auf jede gewünschte Höhe eingestellt werden. Bei Anwendung einer druckgesteuerten Atmung hört man am Ende jeder Inspiration ein Druckalarmgeräusch. Seufzereinstellung ist möglich, zusätzlich können manuell Atemzyklen über einen Druckknopf ausgelöst werden. Der positive endexspiratorische Druck (PEEP) ist zwischen 0 und 15 mbar (0 und 1,5 kPa) variabel.

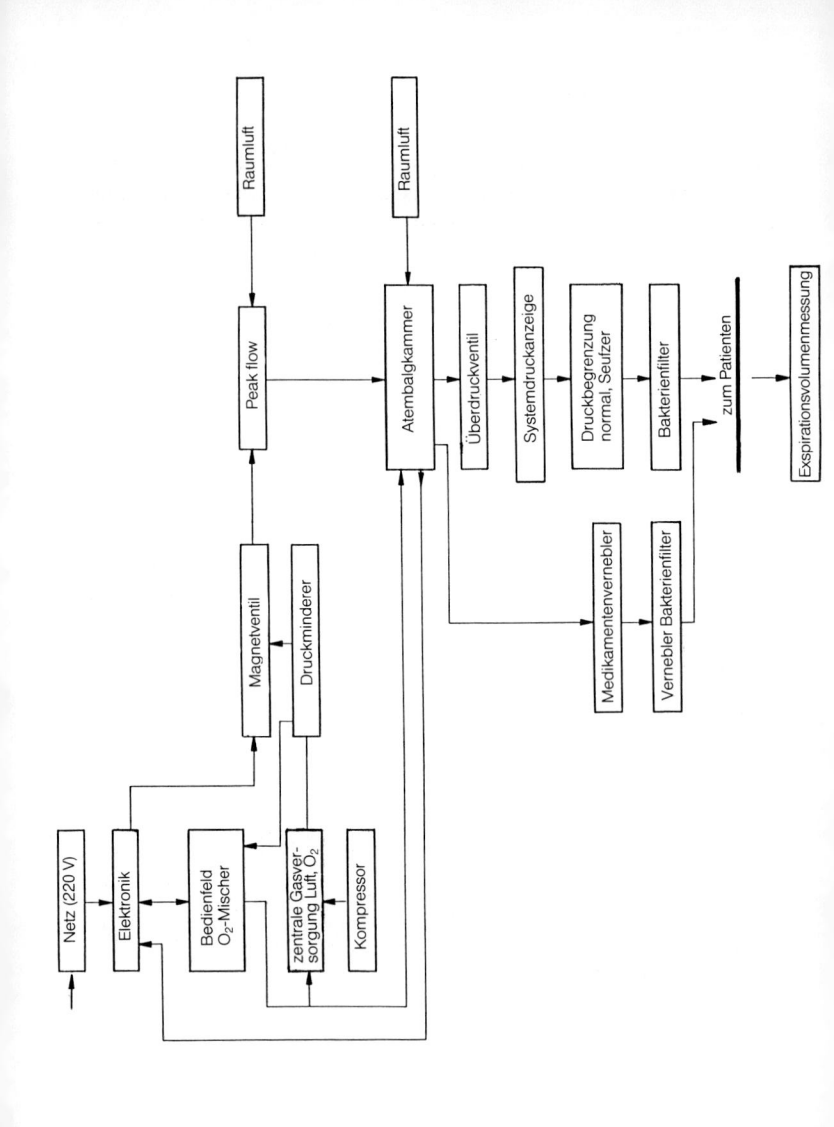

```
Netz (220 V) → Elektronik ↔ Bedienfeld O₂-Mischer
                            ↕
                            zentrale Gasversorgung Luft, O₂ ← Kompressor
                            ↓
                            Druckminderer
                            ↓
Magnetventil
   ↓
Raumluft → Peak flow → Atembalgkammer ← Raumluft
                            ├→ Überdruckventil
                            ├→ Systemdruckanzeige
                            ├→ Druckbegrenzung normal, Seufzer
                            ├→ Bakterienfilter → zum Patienten → Exspirationsvolumenmessung
                            └→ Medikamentenvernebler → Vernebler Bakterienfilter
```

Monitoring, Alarme

Das Überwachungs- und Alarmsystem enthält eine Reihe von optischen Alarmanlagen an der Frontseite des Respirators, die über eine spezielle Funktionstaste getestet werden können. Die Alarmleuchten enthalten die Anzeige über den Beginn eines Atemzyklus durch den Patienten. Eine weitere optische Anzeige (rotes Licht) erscheint, wenn die Druckgrenze erreicht ist (ein akustischer Alarm kann zusätzlich eingeschaltet werden). Eine weitere optische Anzeige erfolgt, wenn das Verhältnis von Inspirations- und Exspirationszeit weniger als 1:1 beträgt, d.h. wenn die Exspirationszeit kürzer als die Inspirationszeit wird. Bei jedem Seufzer erscheint ebenfalls eine optische Anzeige. Das O_2-System enthält 2 optische Anzeiger, einen roten und einen grünen. Ist der Respirator an eine Hochdruckgasquelle angeschlossen, dann erscheint das grüne Licht, sobald die O_2-Konzentration mehr als 21% enthält. Das rote Licht leuchtet zusammen mit einem akustischen Alarm auf, wenn der Respirator nicht mit einer Hochdruckgasquelle für O_2 verbunden ist und die O_2-Einstellung mehr als 21% beträgt.
Schnittstellen und Anschlußmöglichkeiten für externe Geräte sind nicht vorgesehen.
Der Aufbau der Frontplatte des Respirators ist logisch und in der Bedienung übersichtlich und unverwechselbar angeordnet. Die Lesbarkeit in 80–100 cm Distanz ist gut, Alarme sind optisch und akustisch vorhanden. Die Überwachung ist somit eindeutig, und das Vorkommen von Mehrfachalarmen wird vermieden. Die Größe des Respirators beträgt 107·51·51 cm. Die Frontplattenbeschriftung ist in deutscher Sprache. Installationen für den Patiententransport sind nicht vorgesehen.

Wartung

Reinigung und Sterilisierung des Patientensystems ist möglich. Bei Verwendung eines Bennett-Spirometers müssen die elektronischen Teile gesondert behandelt werden.

Schlauchsystem Faltenbalg und Wasserfalle sind waschmaschinenfähig. Die restlichen Teile des Spirometers werden oberflächendesinfiziert. Das gesamte Schlauchsystem einschließlich des Spirometers kann (mit Ausnahme des Thermometers) auch gassterilisiert werden. Beim Autoklavieren des Schlauchsystems dürfen Thermometer, Spirometerdrom, Spirometeralarm und die schwarze Ventileinheit des Spirometers nicht mitsterilisiert werden.

Ein Filteraustausch empfiehlt sich nach unterschiedlichen Betriebsstunden: Kühlventilatorfilter nach 200 h, Lufteinlaßfilter nach 500 h, Sauerstoffeinlaßfilter und Hauptstrombakterienfilter einschließlich Verneblerfilter nach 1000 h.

Weitere Wartungszeiten erstrecken sich auf den Austausch der genannten Bakterienfilter und der Verschleißteile. Sie sollten mindestens 2mal jährlich erfolgen und können vom Betriebspersonal durchgeführt werden. Eine Schulung durch die Firma ist jederzeit möglich.

Eine Sicherheitsüberprüfung kostet ebenso wie ein Wartungseinsatz DM 320,- (ohne Material).

Bewertung

Der MA 1 B bietet die Möglichkeit zur kontrollierten, assistierten und assistiert-kontrollierten Beatmung. SIMV und ASB sind nicht vorhanden. Hervorgehoben werden muß, daß der Respirator aufgrund seines Kompressors auch ohne Gasversorgungsanlage in der Lage ist, einen Patienten mit Raumluft zu beatmen. Die Ausfallquote ist gering.

Eine Handbeatmung ist mit dem Respirator nicht möglich. Ein Respirationszyklus kann jedoch durch Knopfdruck ausgelöst werden.

Die Bedienung des MA 1 B entspricht den heutigen Anforderungen an die Einstellmöglichkeiten. Vorteilhaft ist die direkte Einstellung des Atemzugvolumens.

Bei den geforderten Alarmsystemen und dem Monitoring fehlt die Anzeige und Überwachung der inspiratorischen O_2-Konzentration. Die vorhandene optische Anzeige bei Änderungen der O_2-Konzentration im Zusammenhang mit der Art der Gasversorgung ist hierzu nicht ausreichend, so daß Fremdgeräte zum Einsatz kommen müssen. Die eindeutige Anzeige der primär auslösenden Alarmursache wird vermißt.

Die Anzeige des Atemzugvolumens durch Ablesen am Faltenbalg ist ungenau, Anzeigen weiterer Größen, wie Compliance und endexspiratorischer CO_2-Konzentration sind nicht möglich.

Schnittstellen und Anschlußmöglichkeiten sind am Respirator nicht vorgesehen.

Die Lesbarkeit der Beschriftung ist in einer Distanz von 80-100 cm ohne Mühe möglich. Der Respirator ist relativ groß.

Ein Leck im Patientensystem wird durch den Spirometeralarm erkannt. Als Sicherheit gegen O_2-Mangel ist der Respirator mit einem optischen und akustischen Alarm versehen. Bei mangelnder Gasversorgung wird dem Patienten Zimmerluft durch einen Kompressor bereitgestellt. Die optische Alarmanzeige erscheint in diesem Zusammenhang möglicherweise etwas zu dürftig und könnte evtl. der Beobachtung entgehen. Ein nicht abschaltbarer optischer, aber akustisch unterbrechbarer Alarm ist hier wünschenswert.

Die Rückmeldungen sind unzureichend, da die verschiedenen Arten der optischen Alarmgebung dem mit dem Respirator nicht Vertrauten zu Verwechslungen Anlaß geben können. Die angebotenen Unterschiede der optischen Alarmsignale (Farbsymbole) sind unzulänglich beschriftet.

Die Durchführung anderer Tätigkeiten, wie Protokollführung, Anordnung des Monitorings, ist im Zusammenhang mit der Aufstellung des Respirators nicht möglich.

Die Reinigung des Respirators ist insgesamt einfach.

Eine Wartung des Geräts soll 2mal im Jahr erfolgen. Dazu gehört die vollständige Reinigung und das Ersetzen von Verschleißteilen. Dies ist nur von autorisierten Personen durchzuführen (MedGV).

Bewertungstabelle s. S. 184.

Bennett MA 2 B

Allgemeine Funktionsbeschreibung

1978 wurde der *Bennett* MA 2 B eingeführt, er ist ein elektrisch betriebener, volumengesteuerter Ventilator, der kontrollierte, assistierte und assistiert/kontrollierte Atemzüge, IMV und CPAP anbietet. Je nachdem welche Betriebsart gewählt wird, können sowohl mechanisch assistierte Atemzüge oder Spontanatemzüge nach dem Bedarf (Demand) angeboten werden.
Der Arbeitsmechanismus des MA 2 B ist in seiner Funktion dem des MA 1 B ähnlich. Die wesentlichen Unterschiede bestehen darin, daß der MA 2 B höhere Atemwegsdrücke bis zu 120 mbar (12 kPa) entwickeln kann und über ein Peak flow bis zu 125 l/min verfügt. Der MA 2 B kann durch einen internen Kompressor oder über eine Gasversorgungsanlage betrieben werden. Beim Einsatz einer externen Gasanlage wird der eingebaute Kompressor automatisch ausgeschaltet. Der Kompressor arbeitet, wenn die externe Gasquelle ausfällt oder bei Unterbrechung der Zuleitungen von Druckluft und O_2.

Gasfluß

Das Volumenkontrollsystem arbeitet in der gleichen Art und Weise wie beim MA 1 B beschrieben (vgl. S. 81).
Es gibt 2 Einstellmöglichkeiten für die Atemfrequenz:
1) CMV („continuous mandatory ventilation")
2) IMV („intermittent mandatory ventilation")

89

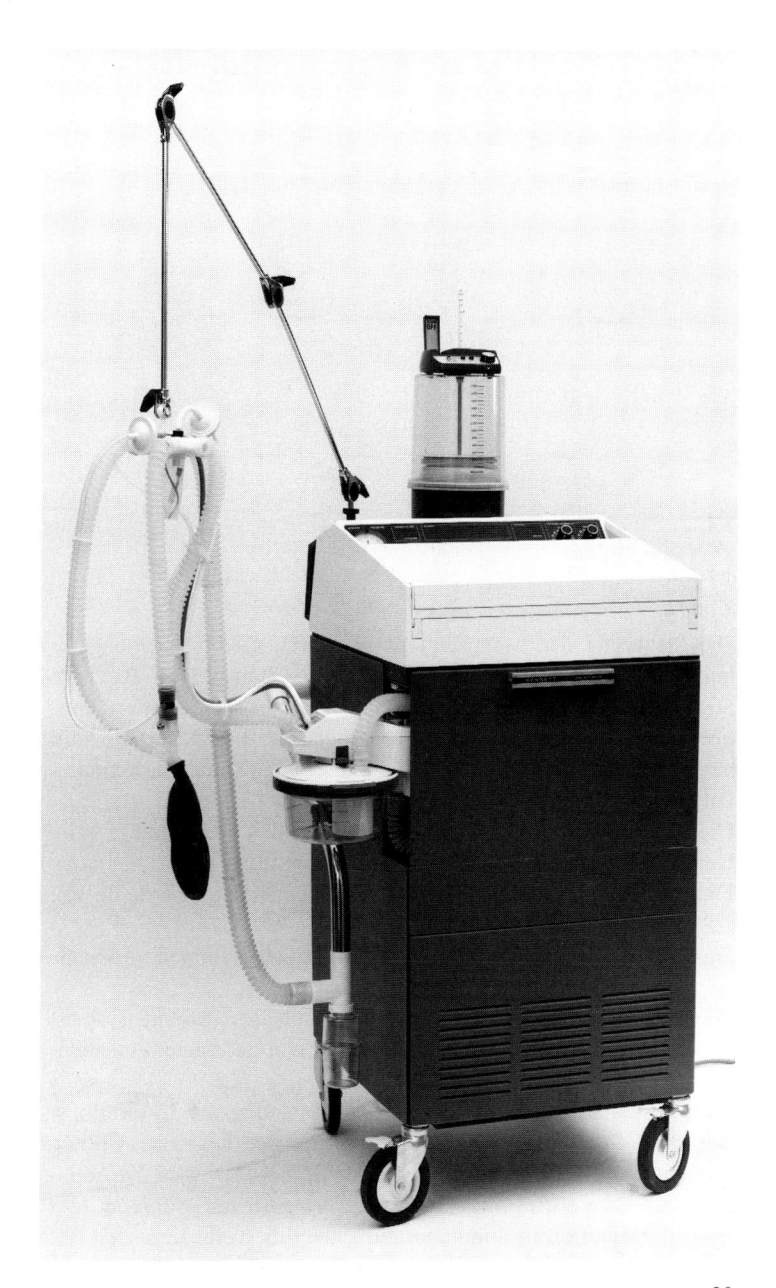

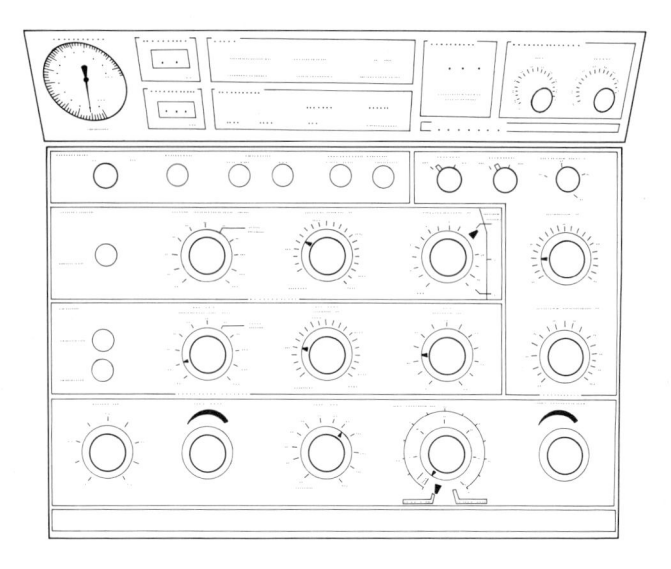

Die Steuerung der Atemfrequenz bei CMV mode entspricht der normalen Steuerung der Atemfrequenz wie beim MA 1 B. Diese Steuerfunktion ist funktionell die gleiche wie bei der assistiert/kontrollierten Beatmung und kann zwischen 3 und 60 Atemzüge/min eingestellt werden. Darüber hinaus tritt sie auch dann ein, wenn der Patient unter IMV apnoisch wird.

Die Atemfrequenz bei IMV variiert zwischen 3-30 Atemzüge/min. Demand CPAP wird zwischen 0-45 mbar (0-4,5 kPa) angeboten. Die assistierte Beatmung ist identisch wie beim MA 1 B (vgl. S. 83).

Das Monitoring von O_2-Konzentration, Druck, Volumen und Seufzer entspricht dem des MA 1 B.

Die Einstellung von PEEP kann innerhalb des Patientensystems zwischen den Atemzügen durch ein begrenzt geöffnetes Ausatemventil aufrechterhalten werden.

Die Einstellung eines Plateaus mit Verlängerung der Inspirationszeit wird durch ein verspätetes Einsetzen der Exspirationsphase erreicht. Die Maschine verfügt über SIMV. Bei IMV wird die Atemfrequenz über die IMV-Steuerung eingestellt. Während der Bedarfsinspiration in Spontanatmung steht die volle Kapazität des

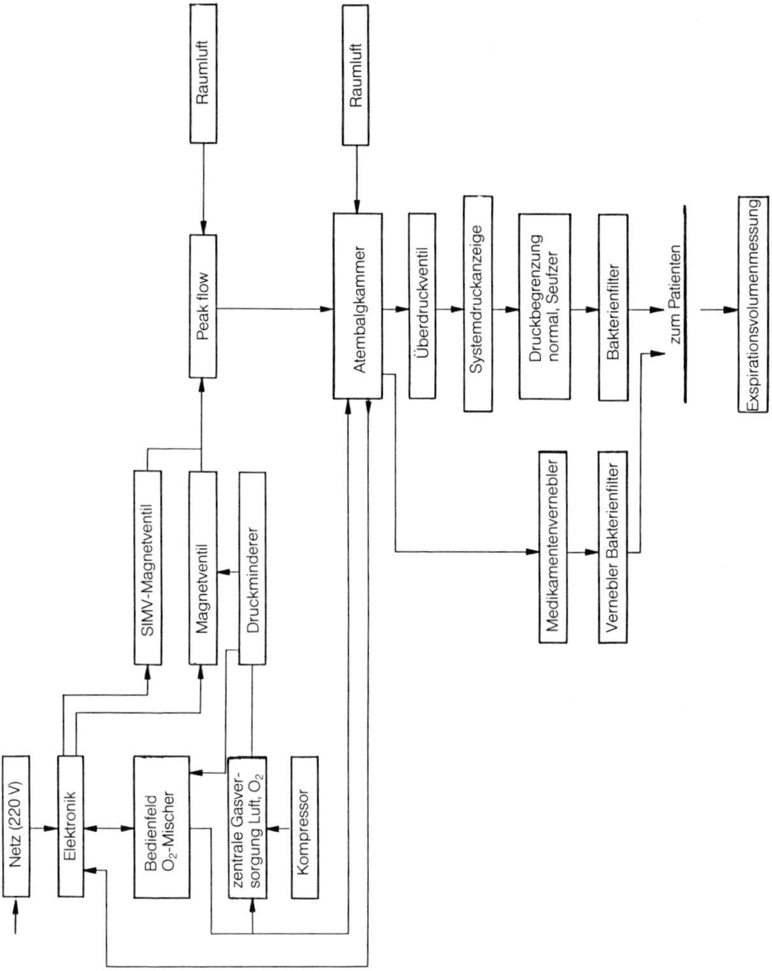
Raumluft
Raumluft
Peak flow
Atembalgkammer
Überdruckventil
Systemdruckanzeige
Druckbegrenzung normal, Seufzer
Bakterienfilter
zum Patienten
Exspirationsvolumenmessung
SIMV-Magnetventil
Magnetventil
Druckminderer
Medikamentenvernebler
Vernebler Bakterienfilter
Netz (220 V)
Elektronik
Bedienfeld O_2-Mischer
zentrale Gasversorgung Luft, O_2
Kompressor

Faltenbalgs zur Verfügung, und der Patient reguliert das Volumen des Gases, das geliefert wird, durch seine eigene Aktivität; hierbei steht ihm auch der höchstmögliche Flow zur Verfügung, unabhängig von der Einstellung der Gasgeschwindigkeit. Bei der Einstellung des CPAP modes arbeitet der Respirator als Bedarfsgasquelle.

Die O_2-Konzentration ist zwischen 21% und 100% über einen integrierten O_2-Mischer regelbar. Die O_2-Konzentration des angelieferten Gases wird mittels eines Sensors kontrolliert. Das O_2-Überwachungssystem enthält einen akustisch-optischen Alarm.

Monitoring, Alarme

Digital angezeigt werden die Atemfrequenz, die Atemgastemperatur, die inspiratorische O_2-Konzentration und der Atemwegsdruckabfall. Ein weiterer Alarm zeigt an, wenn das Inspirations-Exspirations-Verhältnis sich verändert (optischer Alarm).

Das Bennett-Monitoringspirometer zeigt bei diesem Respirator jedes exspiratorische Zugvolumen an. Das Alarmsystem funktioniert wie beim MA 1 B. Alle akustischen Alarme können über 2 min mit Ausnahme des Spirometeralarms (bis zu 1 min) ausgeschaltet werden. Der akustisch-optische Alarm, der anzeigt, daß der Respirator einen Frequenzausfall hat, wird dann ausgelöst, wenn der Ventilator bei eingeschaltetem Strom 20 s lang keinen Atemhub vollzieht. Tritt ein solcher Zustand während des IMV mode ein, schaltet sich der Ventilator automatisch auf den CMV mode um. Für die Überwachung des Atemzugvolumens gibt es einen batteriebetriebenen akustischen und optischen Alarm am Spirometer. Anzeigen auf der Fronttafel ermöglichen die visuelle Überwachung des Systems. Diese Anzeigen umfassen:
- die Temperatur des Atemgases (digital),
- den Systemdruck im Schlauchsystem (analog),
- die Atemfrequenz/min (digital),
- die Alarmsignale für zu niedrigen oder zu hohen Atemwegsdruck,
- Veränderungen des Inspirations-Exspirations-Verhältnisses,

- der O$_2$-Konzentration (digital),
- Ausfall der Atemfrequenz.

Die Frontplatte läßt sich abdecken; dadurch bleibt die Überwachung der Respiratorfunktion unverändert und eine versehentliche Änderung der Einstellung wird verhindert.

Schnittstellenanschlußmöglichkeiten sind nicht vorgesehen. Der Respirator hat die Maße 106·51·62 cm. Das Frontpanel ist in Sektionen gegliedert: Die Funktionseinstellung (Normalbeatmung, Seufzerbeatmung), die O$_2$-Einstellung, Atemgasanfeuchtung, Alarme.

Serviceleistungen und Wartung sind 2mal jährlich entsprechend MedGV durchzuführen.

Bewertung

Der MA-2-B-Respirator enthält gegenüber dem MA 1 B eine Reihe von Verbesserungen, die zur Erhöhung der Zuverlässigkeit im Betrieb beitragen. Hierzu zählen eine bedeutend gesteigerte Druck- und Flußleistung und ein erweitertes und verbessertes Patienten-Respirator-Überwachungssystem.

Der Respirator erfüllt im wesentlichen die an einen Respirator zur Langzeitbeatmung gestellten Anforderungen, wobei die systembedingte Demand-CPAP-Funktion als mäßig einzustufen ist. Er ermöglicht alle wesentlichen Beatmungsformen bei geringer Ausfallquote.

Ein manuelles Auslösen eines Atemzyklus ist mit dem Respirator über einen Druckknopf möglich. Hervorzuheben ist das im Respirator vorhandene elektronische Überwachungssystem, welches die Umschaltung von SIMV auf CMV ermöglicht, wenn innerhalb von 20 s kein Atemzyklus stattfindet. Eine Handbeatmungsmöglichkeit fehlt.

Lobenswert ist, daß der Antrieb wahlweise über einen integrierten Kompressor oder über eine zentrale Gasanlage möglich ist, wobei eine automatische Umschaltung auf Kompressorantrieb bei Ausfall der zentralen Gasversorgung erfolgt. Die Kompressorgeräusche sind laut.

Der Respirator ist nicht zum Patiententransport geeignet. Die Bedienung entspricht den heutigen Anforderungen an die Einstellmöglichkeiten. Die logische Anordnung der Bedienungselemente und die Anzeige der Alarmzustände erhöhen hierbei wesentlich die Zuverlässigkeit in der Bedienung.

Die geforderten Alarmsysteme und Monitoringeinheiten befinden sich als digitale Anzeigen auf der Fronttafel. Bei Mehrfachalarmen fehlt die Anzeige der auslösenden Alarmursache.

Nicht integriert sind: Compliancemessung, endexspiratorische CO_2-Konzentration sowie Fluß- und Druckkurvendarstellung.

Die Schnittstellenanschlußmöglichkeiten entsprechen nicht den heutigen Standards.

Die Lesbarkeit der Beschriftung ist in einer Distanz von 80–100 cm ohne Mühe möglich.

Der Respirator ist groß, allerdings muß hier lobend erwähnt werden, daß er aufgrund der Beweglichkeit des Patientensystems sowohl links- als auch rechtsseitig am Patientenbett aufgestellt werden kann.

Die Anordnung der Alarme an der Fronttafel und die Angabe der Alarme als Wort tragen zur Vermeidung von Verwechslungen bei und werden als zusätzliche Sicherheit empfunden.

Die Serviceleistungen für das Gerät entsprechen denen des MA 1 B (s. dort).

Bewertungstabelle s. S. 186.

Bennett MA 2 B+2

Allgemeine Funktionsbeschreibung und Bewertung

1982 wurde von Puritan Bennett der MA-2-B+2-Respirator vorgestellt und in die klinische Praxis eingeführt. Er ist ein elektrisch betriebener und volumenkontrollierter Respirator, der die Operation modes assistiert, assistiert/kontrolliert, kontrolliert, IMV und CPAP anbietet.

Die Funktionen des MA 2 B+2 unterscheiden sich nur geringfügig von denen des MA 2 B. Der wesentliche Unterschied besteht darin, daß sich der Faltenbalg am Boden der Faltenbalgkammer infolge eines Spontanatemzugs ruhigstellt. Hierdurch wird erreicht, daß auch nach einer Unterbrechung (z. B. Absaugen) der am Respirator eingestellte PEEP sofort wieder zur Verfügung steht. Zusätzlich wurden Verbesserungen am Befeuchtungssystem angebracht.

Keine eigene Bewertungstabelle.

Bennett 7200, 7200 a

Funktionsbeschreibung

Der *Bennett* 7200 ist ein mikroprozessorgesteuerter Respirator; das Gerät ist volumengesteuert. Die Mikroprozessorelektronik erlaubt u. a. die Steuerung der schnell reagierenden Pneumatik und die Funktionskontrolle der Ventile, die Speicherung eines eingegebenen Beatmungsmusters und die Berechnung verschiedener Atemparameter sowie die automatische Durchführung eines Selbsttests zur Funktionskontrolle bei Inbetriebnahme des Ventilators. Bei Betriebsausfall beatmet das Gerät nach einem festprogrammierten Sicherheitsprogramm. Der *Bennett* 7200 sollte nicht zur Beatmung von Kleinstkindern oder als Narkosegerät eingesetzt werden.

Gasfluß

Über 2 Gaszufuhrsysteme (Luft- und O_2-Zufuhr) wird das von einer zentralen Gasanlage (2,5-6,8 bar $\triangleq$ 250-680 kPa) bzw. vom wahlweise erhältlichen respiratoreigenen Kompressor (0,7 bar $\triangleq$ 70 kPa) stammende Gasgemisch zum pneumatischen System geführt. Unter Steuerung und Überwachung durch die Mikroprozessorelektronik werden im pneumatischen System die Gase gemischt und die Flußkurven reguliert, wonach das Gasgemisch über ein Patientensystem zum Patienten geleitet wird.

Im speziellen besteht das pneumatische System aus Flußsensoren für Luft und O_2, aus mikroprozessorgesteuerten Magnetventilen und aus dem Exspirationsventil mit Sicherheitsventil.

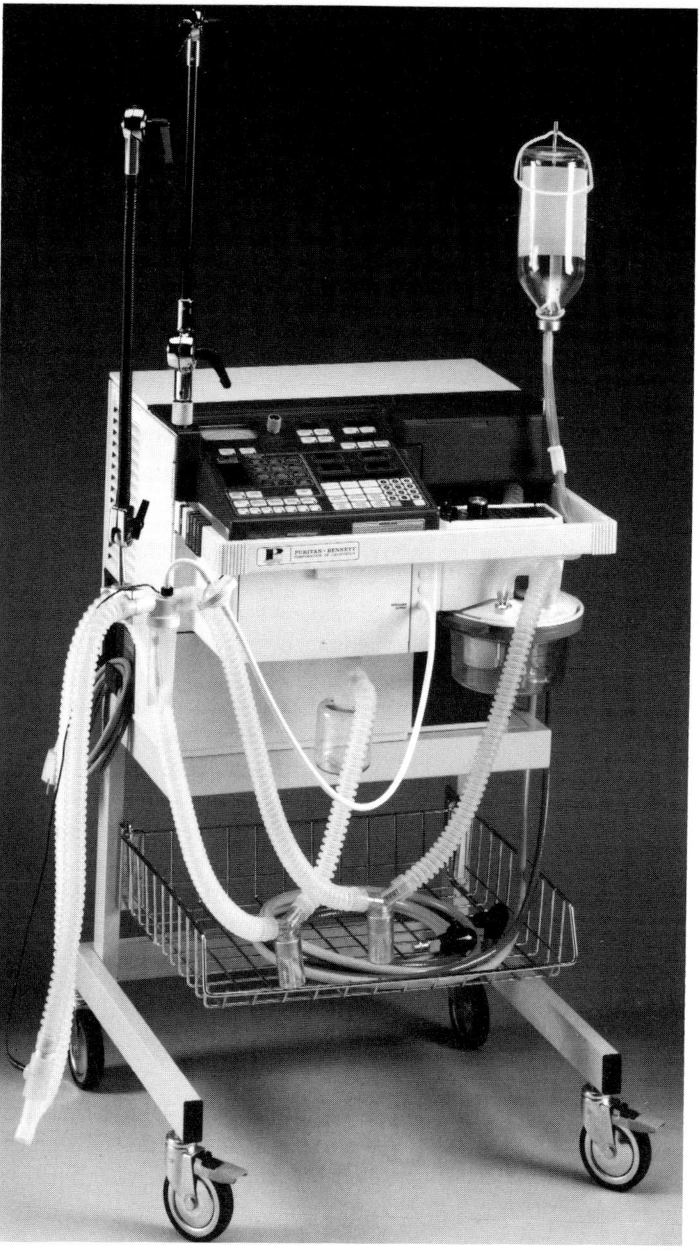
PURITAN-BENNETT

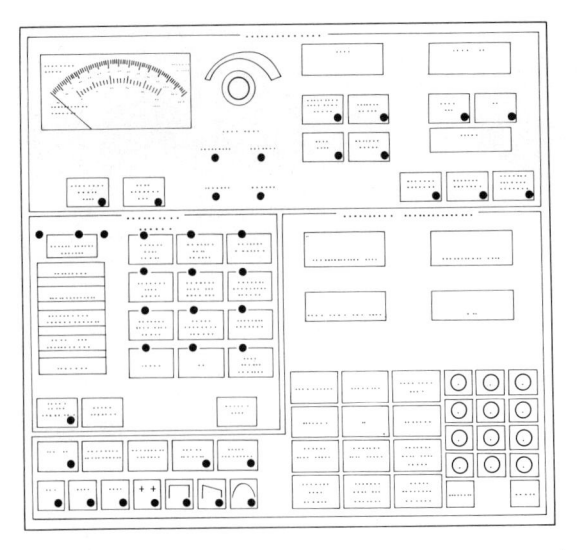

Der Mikroprozessor erhält verschiedenste Informationen über das Tasten- und Anzeigefeld, den Speicher, den Druck-, den Fluß- und den Temperatursensor sowie über die Pneumatik und das Patientensystem. Entsprechende „Meldungen" gehen vom Mikroprozessor zur Flußsteuerung des pneumatischen Systems, zur Patienten-/Ventilator-Funktionskontrolle am Tasten-/Anzeigefeld sowie zum Speicher.
Zum Patientensystem gehören das Schlauchsystem und der Exspirationsflußkreis mit Ventil und Flußmeßsystem sowie Vorrichtungen zur Anfeuchtung und Erwärmung des Gasgemischs einschließlich der Medikamentenvernebelung.
Der Bennett 7200, 7200a besitzt die Betriebsarten CMV, SIMV und CPAP.
Die Bedienungselemente auf der leicht abgeschrägten Geräteoberfläche sind gruppiert in:
- Patientendaten,
- Respiratorstatus (einschließlich Alarme),
- Respiratoreinstellungen.

Nach Festlegung der Betriebsart und der Inspirationsflußkurve (konstant, dezelerierend, sinusförmig) werden über die „Soft-touch-Tasten" die einzelnen Elemente digital eingegeben.

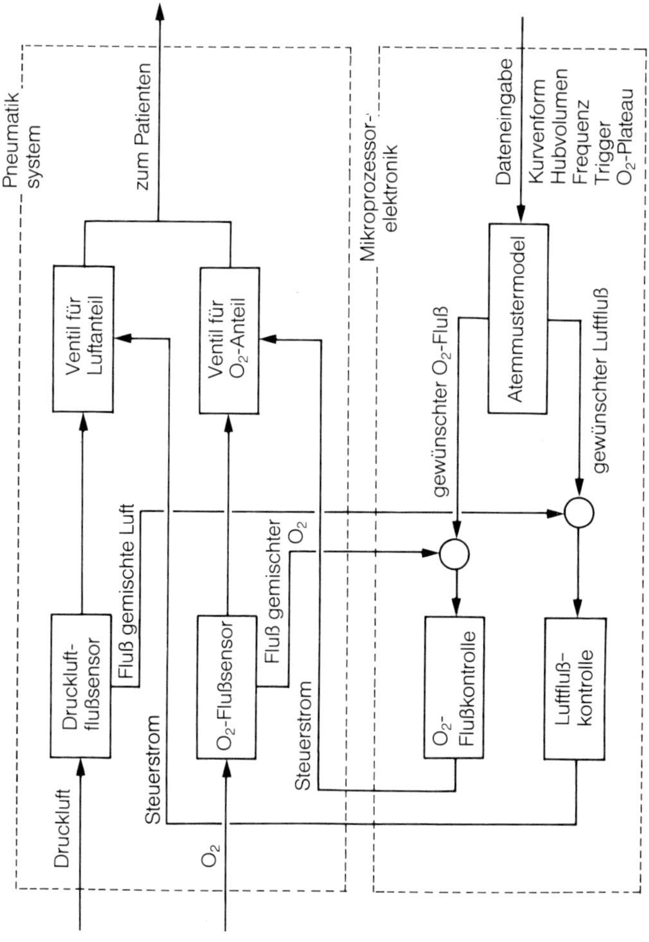
Pneumatik-
system
zum Patienten
Mikroprozessor-
elektronik
Dateneingabe
Kurvenform
Hubvolumen
Frequenz
Trigger
O_2-Plateau
Ventil für Luftanteil
Ventil für O_2-Anteil
Atemmustermodel
gewünschter O_2-Fluß
gewünschter Luftfluß
Fluß gemischte Luft
Fluß gemischter O_2
Druckluft-
flußsensor
O_2-Flußsensor
O_2-
Flußkontrolle
Luftfluß-
kontrolle
Steuerstrom
Steuerstrom
Druckluft
O_2

Bedienungselemente

- Atemzugvolumen (0,1–2,5 l),
- Frequenz (0,5–70 min),
- Peak flow (maximal auf 120 l/min einstellbar, maximal 180 l/min bei Spontanatmung),
- O_2-Konzentration (2 l–100%),
- Triggerempfindlichkeit (0,5–20 mbar; 0,05–2 kPa),
- Plateau (0–2 s),
- PEEP/CPAP (0–45 mbar; 0–4,5 kPa).

Im Anzeigefeld werden bei den Patientendaten in 2 Fenstern die verschiedenen während der Beatmung erreichten Druck- und Frequenzwerte digital angezeigt; die wahlweise abgerufenen Werte sind durch Aufleuchten an der „Soft-touch-Taste" markiert. Durch ein zusätzliches Manometer können die Druckwerte und der Exspirationsnehmer analog abgelesen werden.

Anhand von 4 Anzeigefenstern läßt sich die jeweilige Respiratoreinstellung ablesen. Die Einstellungen für obere und untere Alarmwerte von Drücken, Volumina und Frequenzen erfolgen durch digitale Eingabe und können im Nachrichtenfenster abgerufen werden. Dieses dient auch der Anzeige von Daten aus der erweiterten Software (optional), wie z. B. errechneten Werten aus der Lungenmechanik.

Über die Mikroprozessorsteuerung des Respirators sind 3 verschiedene Flußkurvenmuster und eine 2minütige O_2-Applikation von 100% anwählbar.

Monitoring, Alarme

Im Anzeigefeld des Respiratorstatus werden verschiedene Alarme, Warnungen und Hinweise (z. B. Sicherheitsbeatmungsprogramm) durch verschiedenfarbiges Aufleuchten deutlich gemacht. Bei Stromausfall werden die Alarmgebung für 1 h und das zuletzt gespeicherte Beatmungsmuster während 200 Tagen mittels Batteriebetrieb aufrechterhalten.

Die im Mikroprozessor gespeicherten Betriebsmuster, Beatmungsformen, Alarmeinstellungen und Daten der Lungenmechanik können über eine geeignete Schnittstelle (RS 232) auf einem Schreiber ausgedruckt oder zur weiteren Verwertung z. B. in ein computerisiertes Patientenüberwachungssystem eingespeist werden.
Bei auftretenden Fehlern in der Steuerelektronik tritt automatisch ein fest programmiertes Sicherheitsbeatmungsmuster in Aktion; auch ein Apnoebeatmungsprogramm mit frei wählbaren Parametern kann eingeplant werden (nur bei 7200a).
Aus ergometrischer Sicht bedingen die vielen Einstellmöglichkeiten eine etwas dichte Präsentation von Anzeigefeldern und Eingabetasten. Die Lesbarkeit der Zahlen in 80–100 cm Distanz ist knapp gegeben.
Die Gerätebedienung ist zwar eindeutig, erfordert jedoch – wiederum wegen der vielen Einstellmöglichkeiten – eine eingehende Schulung.
Zwei eingebaute Selbsttests (lang EST, kurz EST) erhöhen die Betriebssicherheit des Geräts.
Die Außenmaße des Gerätes betragen $42 \cdot 57 \cdot 56$ cm, das Gewicht 51 kg, bzw. mit eingebautem Kompressor und Fahrgestell 63 kg.

Wartung

Die periodische Reinigung und Wartung kann nur von autorisierten Personen, nach MedGV (sicherheitstechnische Kontrollen alle 6 Monate) erfolgen. Eine eingehendere Geräteüberprüfung mit Ersatz verschiedener Ein- und Auslaßfilter wird nach 2000–3000 Betriebsstunden empfohlen.

Bewertung

Das Gerät darf als einer der z.Z. modernsten Respiratoren betrachtet werden; die Mikroprozessorsteuerung erlaubt die vielseitigsten Formen der Durchführung, Überwachung und Dokumentation der Respiratorbeatmung.

Positiv sind die vielseitig möglichen Beatmungsformen, das ausgebaute Alarm- und Sicherheitssystem, die beinahe beliebig erweiterbare Überwachungs- und Dokumentationssoftware.

Einschränkend müssen gewisse – durch die genannte Vielfalt bedingte – ergonomische Aspekte in Kauf genommen werden, insbesondere die Dichte von Anzeigefeldern und Eingabetasten. Die Komplexität des Geräts verlangt eingehende Personalschulung.

Als negativ müssen das Fehlen einer Einrichtung zur direkten Handbeatmung genannt werden. Jedoch ist eine Auslösung der Beatmung am Gerät möglich. Der Ankaufspreis ist relativ hoch. Störanfälligkeit und Serviceunterstützung bei diesem Gerät lassen sich aufgrund der noch relativ kurzen Einführungszeit nicht endgültig einschätzen.

Bewertungstabelle s. S. 188.

Bird Mark 7

Allgemeine Funktionsbeschreibung

Es handelt sich um eine druckbegrenzte Maschine, der Antrieb und die Steuerung erfolgen pneumatisch. Am Gerät sind an den Seiten Regler für die Triggersensitivität (links) und für die Druckbegrenzung (rechts) angebracht. An der Frontplatte befinden sich in der Mitte oben der inspiratorische Flußregler, darunter ein Luftmischknopf und ganz unten der Apnoezeitregler. Die Regler am Gerät steuern indirekt den Beatmungszyklus. So wird die Inspirationszeit mit dem Knopf für den inspiratorischen Fluß und mit dem Schieber für den Beatmungsdruck festgelegt,
Die Triggersensitivität und der Apnoeregler bestimmen gemeinsam die Exspirationszeit.
Der Luftmischknopf schaltet eine Venturi-Düse, welche das Betriebsgas (O_2) mit Außenluft mischt. *Cave!* Da das Betriebsgas gleichzeitig als Steuergas für die Pneumatikbausteine benützt wird – hierzu gehört auch das Patientenventil – resultieren O_2-Konzentrationen für den Patienten zwischen 40-95%, je nach Atemzyklus und eingestelltem inspiratorischem Fluß. Heute wird deshalb das Gerät nur noch mit einem O_2-Blender benutzt. Es ist aus grünem, transparentem Kunststoff und gibt direkten Einblick in die Schaltvorgänge der Maschine. Zwischen Beatmungsmaschine und Patientenschlauch ist ein Kaltvernebler integriert, der nach dem Düsenprinzip arbeitet. Verneblertopf sowie Patiententeil lassen sich voll autoklavieren. Das Gerät wiegt 2,7 kg. Es ist nicht als Transportgerät konzipiert.
Andere Gerätetypen der *Bird*-Serie basieren auf dem Modell Mark 7.

Frischgas

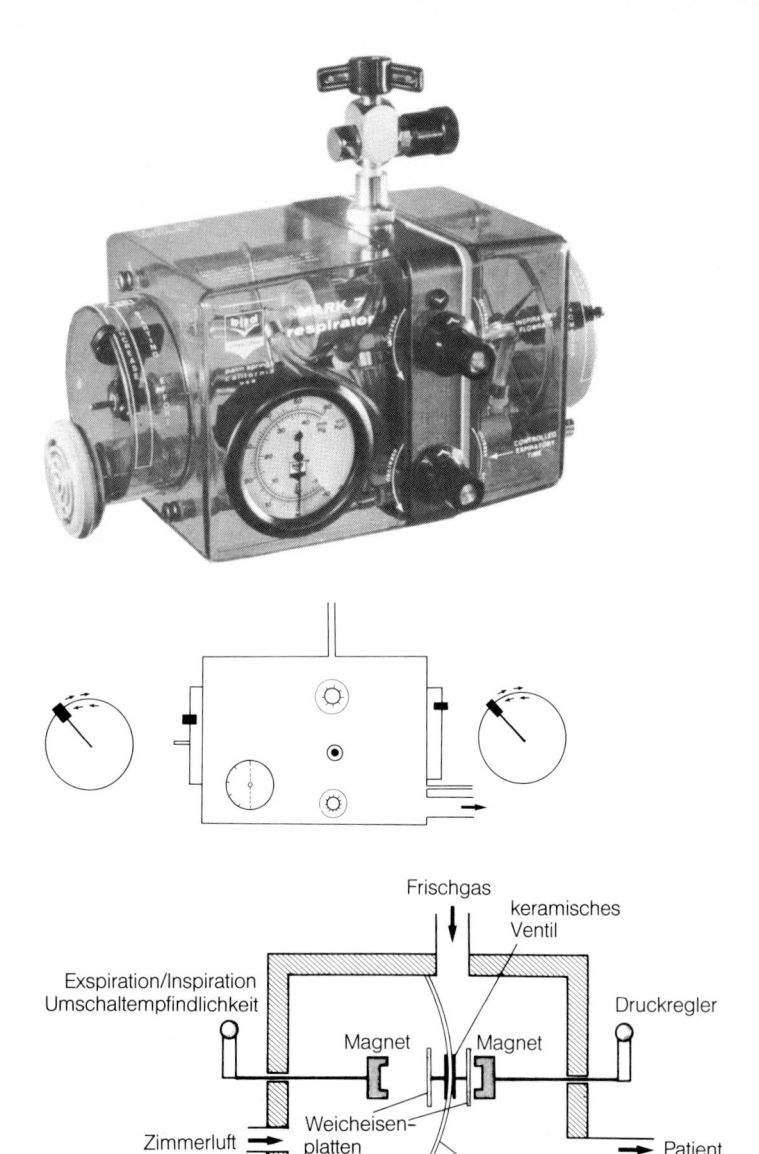

keramisches Ventil

Exspiration/Inspiration
Umschaltempfindlichkeit

Druckregler

Magnet Magnet

Weicheisen=
platten

Zimmerluft

Patient

Gummimembran

Gasfluß

In 2 durch eine Gummimembran voneinander getrennten Kammern befindet sich je ein Permanentmagnet. Diese Magneten sind separat regulierbar. Die Gummimembran, die in der Mitte beiderseits Weicheisenplatten trägt, gelangt wechselweise in das Anziehungsfeld des linken bzw. des rechten Magneten. Durch die Stellung des rechten Magneten wird der endinspiratorische Druck bestimmt, durch die des linken wird die Empfindlichkeit zur Umschaltung von der Exspirations- in die Inspirationsphase festgelegt. Am Ende der Inspirationsphase ist der aufgebaute Druck in der rechten Kammer so groß, daß die Gummimembran sich zur linken Seite durchbiegt und damit in das Attraktionsfeld des zugehörigen Magneten gerät. Je nach Abstand des Magneten von der Metallplatte an der Gummimembran muß mehr oder weniger Kraft (inspiratorischer Sog) vom Patienten aufgewendet werden, um die Umschaltung von der Exspirationsphase in die Inspirationsphase zu erwirken (triggern). Beim nicht spontan atmenden Patienten wird dieser Vorgang durch Aufladen einer Pneumatikeinheit (Automat) sichergestellt, welche einen Auslöser trägt, der die linke Metallplatte von dem dazugehörigen Magneten abstößt und damit die Gummimembran wieder in das rechtsseitige Magnetfeld zurückbringt.

Durch Drehen des Gasdurchflußreglers im Gegenuhrzeigersinn wird der zuführende inspiratorische Gasfluß reguliert und damit indirekt die Dauer der Inspirationsphase bestimmt. Der Gasmischknopf bewirkt im gezogenen Zustand (gesichert durch eine Metallspange) eine Mischung der Gaskonzentration aus der Pipeline mit Zimmerluft. Hieraus resultierende O_2-Konzentrationen schwanken zwischen 40 und 95% (*cave:* Langzeitbeatmung!). Um heute konstante O_2-Konzentrationen zu erzielen, wird deshalb das *Bird*-Gerät primär mit einem O_2-Mischgerät („oxygen blender") ohne Betätigung des Gasmischknopfes betrieben. Ist der Gasmischknopf ins Gerät hineingeschoben, spricht die Betriebsgaskonzentration derjenigen aus der Pipeline bzw. aus dem vorgeschalteten Gasmischer.

Der Regler für die Apnoezeit (Automat) befindet sich unterhalb des Gasmischknopfes. Durch Drehung im Gegenuhrzeigersinn wird der Regler eingeschaltet, und zwar dreht man so lange nach links, bis die Apnoezeit der antizipierten Exspirationszeit entspricht. Durch Drehung im Uhrzeigersinn bis zum Anschlag wird der Regler abgeschaltet. In diesem Fall ist eine Spontanatmung nur bei günstiger Triggereinstellung durch die Maschine gewährleistet (*cave:* Erstickungsgefahr!). Der Apnoeregler sollte deshalb nie ganz verschlossen sein.

Der Regler für den endinspiratorischen Druck befindet sich auf der rechten Seite des Gerätes. Ein Verschieben des Hebels nach hinten bedeutet Druckzunahme. Die Kontrolle des hieraus resultierenden Beatmungsdrucks ist am Manometer ersichtlich. Das Manometer gibt den Druck im Beatmungssystem während der Inspirationsphase an. Die Skala des Manometers ist eingefärbt. Negative Drücke kommen vor, wenn der Patient die Maschine triggert. Wird der Patient kontrolliert beatmet, bewegt sich der Zeiger des Manometers ausschließlich im grünen Bereich. Die Sensitivität, d.h. die Größe des inspiratorischen Sogs, welche nötig ist, um die Maschine von der Exspirationsphase in die Inspirationsphase umzuschalten, wird mit dem linksseitigen Regler bewerkstelligt. Verschieben des Reglers nach hinten bedeutet eine Zunahme der Empfindlichkeit.

Die Funktionen des Empfindlichkeitsreglers stehen mit dem Regler für die Apnoezeit in direkter Abhängigkeit. Bei kontrollierter Beatmung sind demzufolge beide Regler für die Einstellung einer bestimmten Atemfrequenz zu betätigen.

Eine Handsteuerung läßt sich durch Hineindrücken eines linksseitigen Stiftes in die Maschine bewirken; damit wird eine Eigenatmung ausgelöst. Dieser Stift springt von selbst in seine Ausgangsposition zurück, wenn der vorgegebene Inspirationsdruck erreicht ist. Herausziehen des Stiftes löst die Exspirationsphase aus. Mit der Handsteuerung sind sämtliche willkürliche Kombinationen von In- und Exspirationszeit möglich. War die Maschine längere Zeit außer Betrieb, ist es manchmal nötig, mit der Handsteuerung den 1. Beatmungsschlag auszulösen.

Bewertung

Es handelt sich um ein kompaktes und robustes Gerät mit geringem Wartungsaufwand. Die Maschine ist aus schlagfestem Kunststoff. Die Abmessungen sind gering. Handbeatmung ist möglich. Die Betriebskosten für das Gerät sind gering.
Eine direkte Einstellung des Atemzugsvolumen der In- und Exspirationszeit sind aufgrund des Respiratorkonzepts primär unmöglich. Die Inspirationszeit läßt sich z.B. nur durch die Bedienung des inspiratorischen Flusses und der Druckbegrenzung einstellen. Zu viele Einzelveränderungen sind nötig, um einen Atemzyklus zu steuern. Ein O_2-Mischer für das Gerät ist nur als Option vorhanden. Die Betriebsgeräusche sind laut. Die heute geforderten Monitor- und Alarmsignale für den Respirator fehlen. Eine inspiratorische wie exspiratorische Volumenmessung ist nicht vorhanden. Das Zusammenstecken des Patientenschlauchsystems einschließlich des Patientenventils ist umständlich. Verwechslungsmöglichkeiten sind gegeben. Der mitgelieferte Kaltvernebler ist in seiner Leistung unzureichend. Das Gerät sollte auf den Einsatz für die Überdruckinhalation beschränkt sein und aufgrund seiner konzeptionellen Schwäche nicht mehr für die Langzeitbeatmung verwendet werden.

Bewertungstabelle s.S.190.

Dräger EV-A

Gasfluß

Beim EV-A handelt es sich um ein Langzeitbeatmungsgerät für die Beatmung von Erwachsenen und Kindern ab 15 kg Körpergewicht; es ist eingerichtet für die kontrollierte und assistierende Beatmung, womit alle heute bekannten Ventilations- und Spontanatmungsverfahren durchführbar sind.
Während der Spontanatmung (CPAP und SIMV, DMMV) kann eine variable Spontanatemunterstützung, ASB, durchgeführt werden. Das Beatmungsgerät ist mikroprozessorgesteuert und besteht aus einem Pneumatikteil und einem Elektronikteil, einschließlich der integrierten Meßfunktionen, Grenzwertüberwachungen, Geräte- und Patientenmonitoring. Alle Druck- und Flußfunktionen werden von einem analog arbeitenden Präzisionsventil, dem sog. „high pressure servo valve" (HPS-Ventil) von einem Mikroprozessor gesteuert. Der Mikroprozessor nimmt die Bewertung aller Eingabeparameter, sowie aller geräteinternen Meßdaten, wie O_2-Konzentration, exspiratorische CO_2-Konzentration, Atemwegdruck und Atemgasfluß vor, um alle internen Funktionsabläufe zu steuern und zu überwachen.
Die Bildschirmdarstellung der Beatmungskurve, die Anzeigen des Atemminutenvolumens mit jeweiliger Grenzwerteinblendung, die digitale Anzeige charakteristischer Werte der inspiratorischen O_2- und exspiratorischen CO_2-Konzentration geben ständig Informationen über den Beatmungsverlauf.
Wahlweise können anstelle der Beatmungsdruckkurve die exspiratorische CO_2-Kurve, der Flußverlauf bzw. externe Signale atemphasensynchron am Bildschirm dargestellt werden.

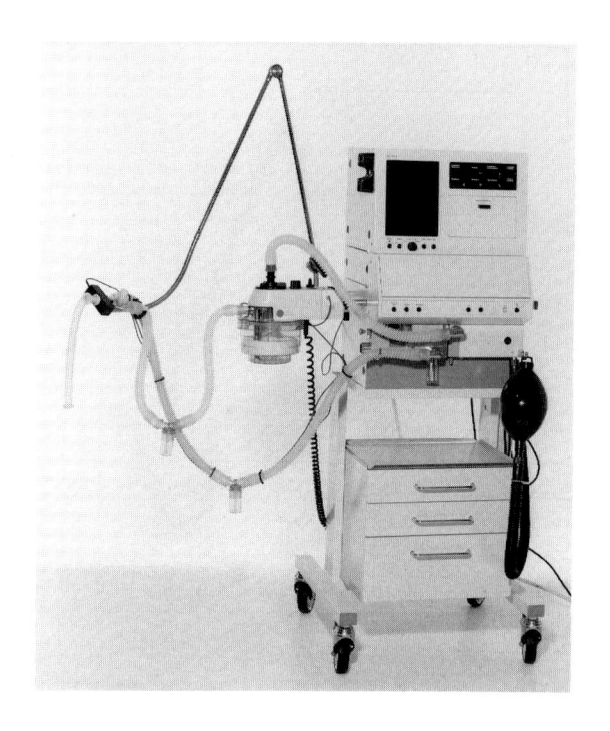

Gerätestatus, Warnungen und Einstellhilfen werden über den Bildschirm im Klartext vermittelt.
Lungenmechanik und Lungenfunktionsparameter wie:
- Compliance,
- Atemwegswiderstand,
- CO_2-Produktion und
- Totraumventilation

werden digital dargestellt.
Alle Parameter und Signale sind am Datenausgang des Geräts verfügbar. Das Steuerprinzip ist Zeitsteuerung.

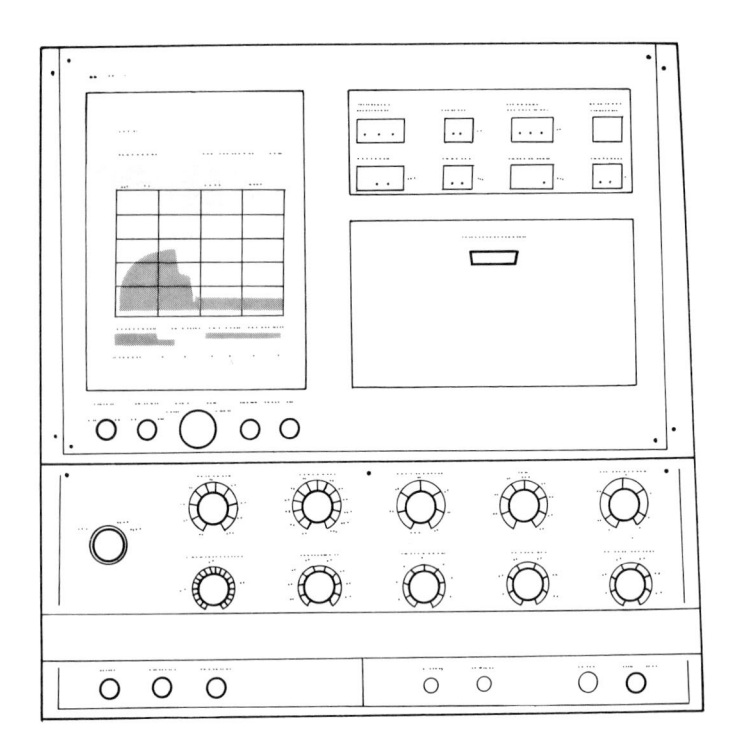

IPPV-Funktion

Die Inspirations- und Exspirationszeiten werden durch die eingestellte IPPV-Frequenz und das Beatmungszeitverhältnis I:E definiert. Während der Inspirationszeit wird das gewählte Hubvolumen mit dem Inspirationsfluß gefördert. Die verbleibende Inspirationszeit (inspiratorische Pausenzeit) dient dem intrapulmonalen Druckausgleich. Zur Applikation des gewählten Inspirationsvolumens (Hubvolumen) bei der gewählten IPPV-Frequenz (entsprechend dem erforderlichen Atemminutenvolumen) muß eine ausreichende Inspirationszeit zur Verfügung stehen. Ist die Inspirationszeit nicht lang genug, meldet das Gerät diesen Einstellungsfehler.
Aus dem Verlauf der Atemwegsdruckdarstellung läßt sich erken-

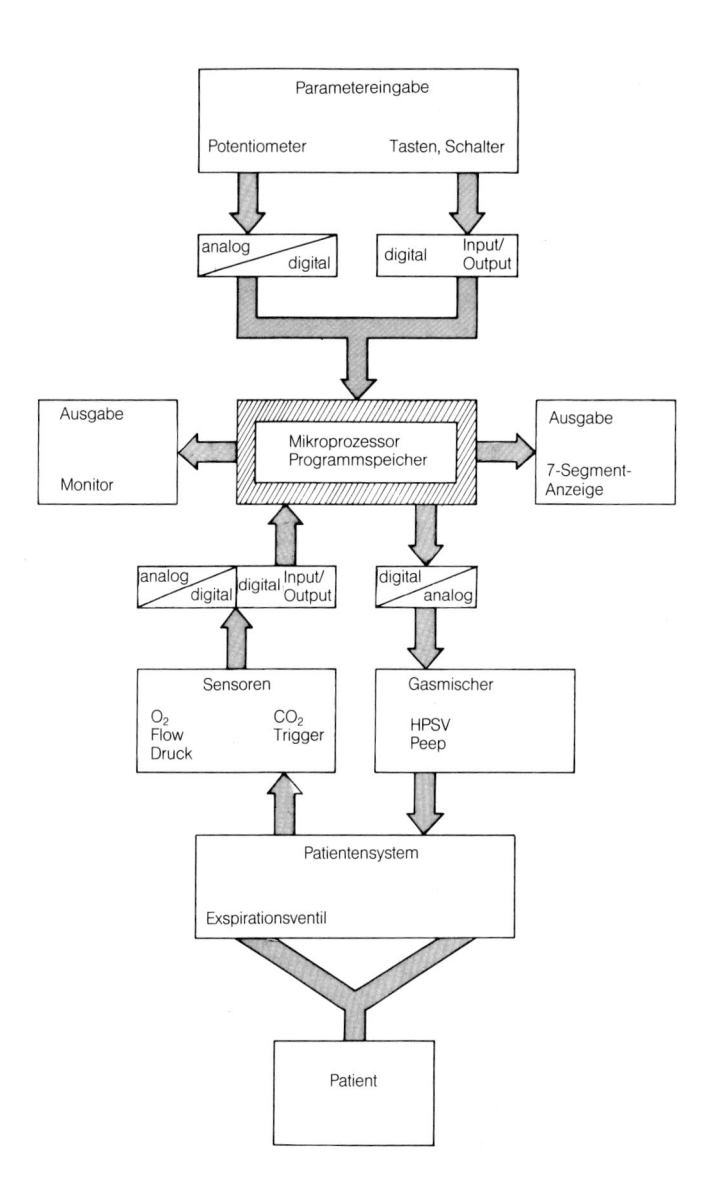

```
┌─────────────────────────────┐
│      Parametereingabe       │
│                             │
│ Potentiometer  Tasten, Schalter │
└─────────────────────────────┘
         │              │
         ▼              ▼
   ┌──────────┐   ┌──────────────┐
   │ analog / │   │ digital Input/│
   │  digital │   │       Output │
   └──────────┘   └──────────────┘
         │              │
         └──────┬───────┘
                ▼
┌──────────┐  ┌────────────────────┐  ┌──────────────┐
│ Ausgabe  │◄─│   Mikroprozessor   │─►│   Ausgabe    │
│          │  │  Programmspeicher  │  │              │
│ Monitor  │  │                    │  │ 7-Segment-   │
│          │  │                    │  │  Anzeige     │
└──────────┘  └────────────────────┘  └──────────────┘
                 ▲              │
   ┌─────────────────────┐  ┌──────────┐
   │ analog/ digital Input/│  │ digital /│
   │ digital        Output │  │  analog  │
   └─────────────────────┘  └──────────┘
            ▲                     │
   ┌──────────────┐         ┌──────────────┐
   │   Sensoren   │         │  Gasmischer  │
   │              │         │              │
   │ O₂     CO₂   │         │  HPSV        │
   │ Flow Trigger │         │  Peep        │
   │ Druck        │         │              │
   └──────────────┘         └──────────────┘
            ▲                     │
            │                     ▼
         ┌──────────────────────────┐
         │     Patientensystem      │
         │                          │
         │    Exspirationsventil    │
         └──────────────────────────┘
                     │
                     ▼
              ┌────────────┐
              │  Patient   │
              └────────────┘
```

nen, ob das gewählte Inspirationsvolumen (V_T) in der vorgegebenen Zeit gefördert wurde.

Einstellung des Inspirationsflusses

Der Inspirationsfluß setzt bis zum Erreichen des eingestellten Wertes gleitend ein. Damit soll eine weiche Koppelung des Geräts an den Patienten gewährleistet werden.
Bei einer Beatmung ohne entsprechende Drucklimitierung durch die begrenzende Einstellung des Inspirationsdrucks (Inspirationsdruck auf maximal 100 mbar ≙ 10 kPa stellen) bleibt der Inspirationsfluß nach dem Erreichen seines Einstellwerts konstant.

Zeitsteuerung mit Drucklimitierung

Die während der inspiratorischen Flußzeit entstehende Druckspitze läßt sich mit einer Drucklimitierung begrenzen.
Die Patientenlunge kann so vor unzulässig hohen Beatmungsdrükken geschützt werden, ohne daß das gewählte Inspirationsvolumen beeinträchtigt wird. Bedingung ist, daß die Drucklimitierung größer als der Plateaudruck ist.
Sollte die Drucklimitierung auf einen so niedrigen Wert eingestellt sein, daß das gewählte Inspirationsvolumen nicht mehr verabreicht wird, so meldet das Gerät diese Einstellung.

Manueller Start und Verlängerung der Inspiration

Während der Betriebsarten CPAP, SIMV, und DMMV sind manueller Start sowie „Insp.-Hold" für maximal 15 s möglich.
Die Seufzerfunktion kann bei kontrollierter Beatmung eingeschaltet werden. Sie ist als intermittierender PEEP realisiert. Er wirkt alle 3 Minuten für 2 Atemhübe bzw. ist manuell auslösbar.

Der Trigger wird PEEP-kompensiert, die Triggerschwelle braucht nicht dem PEEP zugeordnet werden. Je größer der Wert der Triggerschwelle eingestellt wird, desto höher ist der erforderliche Triggerimpuls des Patienten. Wird das Gerät nicht patientengetriggert, läuft die Zeitsteuerung mit der gewählten IPPV-Frequenz und dem Beatmungsverhältnis I:E ab.

Es ist in der SIMV-Funktion möglich, den Atemhub des Geräts mit dem Atemzug des Patienten zu synchronisieren.

Die Inspirationsdauer des mandatorischen Beatmungshubs ergibt sich aus der Einstellung der IPPV-Frequenz und I:E. Die im Erwartungszeitfenster angezeigte Dauer ist abhängig von der eingestellten SIMV-Frequenz.

Mit der DMMV-Funktion wird eine Mindestventilation des Patienten sichergestellt. Hierbei ist im Gegensatz zur SIMV-Funktion die Wiederholfrequenz der mandatorischen Hübe nicht vorgegeben, sondern sie werden nur bei drohender Minderventilation ausgelöst.

Ein Demandgenerator wird durch die Einatmungsanstrengung des Patienten gesteuert. Der Öffnungsdruck beträgt $-0,2$ mbar ($-0,02$ kPa). Die maximale Flußleistung liegt bei 120 l/min bei -5 mbar ($-0,5$ kPa). Die Lieferung eines variablen Flusses, entsprechend der Einatmungsanstrengung, wird „lungenautomatisches Prinzip" genannt.

Bei Ausfall des elektrischen Netzes oder bei Gasausfall ist die Spontanatmung unter Verzicht auf PEEP mit gefilterter Raumluft möglich.

In den Fällen, in denen die Spontanatmung des Patienten zu flach ist, um einen adäquaten Gasaustausch zu erreichen, kann diese mit ASB („assisted spontaneous breathing") unterstützt und vertieft werden. Dem Patienten wird dabei die Atemarbeit ganz oder teilweise abgenommen. Die Größe der Druckunterstützung wird durch die Druckeinstellung des Potentiometers „intermittent PEEP/ASB" definiert. Mit dem Drehknopf p_{tr}/ASB wird die Steilheit des Atemwegsdrucks eingestellt.

Schneller Druckanstieg (linker Bereich des Drehknopfs, Zeiten von ca. 0,25 s–1,5 s kontinuierlich einstellbar) bewirkt einen hohen Fluß zu Beginn der Inspiration mit anschließendem dezelerierendem Fluß.

Für einen langsamen Druckanstieg ist der rechte Bereich des Drehknopfs anzuwählen (Zeiten von ca. 1,5–ca. 2,5 s).
Die ASB-Beatmungsform ist auch in den Spontanatemphasen der Betriebsarten SIMV und DMMV wirksam.
Eine manuelle Beatmung ist mit dem EV-A in allen Betriebsarten möglich. Aus Sicherheitsgründen wird die Inspirationszeit auf 10 s begrenzt.

Monitoring

Die geleistete maschinelle Ventilation wird in % der Gesamtventilation in SIMV- und DMMV-Funktion angezeigt und als Mittelwert über 1 min gemessen.
Die Compliance (ml/mbar $\triangleq$ ml/10^{-1} kPa) wird bei kontrollierter Beatmung sowie bei mandatorischen Beatmungshüben in der SIMV- bzw. DMMV-Funktion exspiratorisch errechnet und kontinuierlich angezeigt. Ebenso kann die errechnete Resistance abgerufen werden.
CO_2-Produktion ml/min: Anzeige des Mittelwerts über 1 min.
Totraumventilation: Anzeige des Mittelwerts über 1 min (V_D/V_T).
Zum Zweck der Dokumentation können der Informationsinhalt des Bildschirms und der von der 7-Segment-Anzeige durch Betätigen des Druckschalters „Bildstop" fixiert werden. Dieser Gerätezustand wird im Feld für Statusmeldungen angezeigt.

Alarme

Bei Stromausfall wird ein akustischer Alarm (Dauerton) ausgelöst.
Bei Ausfall der Druckgasversorgung wird ein akustischer Alarm ausgelöst.
Für die Überwachung des Exspirationsminutenvolumens, des Atemwegsdrucks und der inspiratorischen O_2-Konzentration können unabhängig obere und untere Grenzwerte eingestellt werden.

Eine aus dem Drucksignal abgeleitete Warnung bei Unterbrechung wird ausgelöst, wenn der Beatmungsdruck die untere Druckgrenze für mehr als 15 s unterschritten hat.
Bei Erreichen der oberen Druckgrenze (Stenosegrenze) schaltet das Gerät sofort auf Exspiration um.

Wartung

Das Patientensystem kann im Autoklaven bei 134 °C sterilisiert werden. Das Grundgerät kann im Aseptor desinfiziert werden.

Bewertung

Die reichlich anfallenden Informationen in bezug auf Druck, Fluß, Volumen, Beatmungsform, Lungenmechanik und CO_2-Produktion werden übersichtlich und gut aufgeschlüsselt geliefert. Zusätzlich ist dabei von Vorteil, daß sämtliche Beatmungsparameter direkt am Respirator dargestellt werden.
Einerseits wird für den Erfahrenen durch die prompte Rückkoppelung der oben erwähnten Größen das differenzierte Arbeiten am Gerät mit seinen vielfach variablen Beatmungsmöglichkeiten erleichtert. Andererseits sind die analog und digital darstellbaren Parameter von diagnostischem Wert.
Im Rahmen der volumenkontrollierten und assistierten Beatmung sind alle Beatmungsformen bis hin zur „inversed ratio" stufenlos von 1:5 bis 4:1 einstellbar.
Eine Drucklimitierung ohne Beeinträchtigung des Atemzugvolumens ist möglich.
Eine druckbegrenzte Beatmung ist nur mittels des oberen Druckgrenzwerts möglich.
Die druckunterstützte Spontanatmungsform ASB ist aus folgenden Gründen eine nützliche Bereicherung dieses Geräts:
1) Es fällt eine gute Akzeptanz der wachen oder nur analgesierten Patienten unter dieser Beatmungsform auf, besonders bei der Gewöhnung an den oder der Entwöhnung vom Respirator.

2) Bei Problempatienten (niedrige Compliance, hohe Resistance, wie z. B. bei Langzeitbeatmung) scheint ASB zu einer Verbesserung der Atemmechanik und des Gasaustausches zu führen.

Schwierig kann bei der Kombination der beiden Beatmungsmuster ASB und SIMV oft die an den Patienten adaptierte Einstellung sein. Es sind mehrere Funktionseinheiten gleichzeitig zu bedienen, was sich aber aus der Komplexität der beiden Beatmungsformen und der Zeitlimitierung des SIMV-Hubes ergibt.

Bei CPAP fällt immer noch eine, wenn auch deutlich reduzierte, erkennbare Atemanstrengung auf. Das dafür verantwortliche Demand-flow-System kann aber aufgrund des vorhandenen ASB durch wenige mbar Druckunterstützung überlistet werden.

Die Beschriftung ist auch aus einer Distanz von 1 m gut leserlich.

Gut gelöst sind die ergonomischen Gesichtspunkte bei der Anordnung der Funktionsknöpfe, der Bedienung, den Alarmgrenzen und dem digitalen bzw. analogen Monitoring.

Das Gerät benötigt relativ viel Platz neben dem Krankenbett. Es erfüllt alle Anforderungen der heutigen Beatmungstechnik, ausgenommen der Hochfrequenzbeatmung. Seine besondere Rechtfertigung verdient es im Einsatz an Patienten, bei denen die Beatmung problematisch ist, weil hier durch reichhaltiges Monitoring ein nuanciertes Einstellen der kontrollierten und spontanen Beatmungsformen möglich ist.

Bewertungstabelle s. S. 192.

Dräger UV 1 und UV 2

Allgemeine Funktionsbeschreibung:

Der Universalventilator 1 (UV 1) ist ein Langzeitbeatmungsgerät für Erwachsene und Kinder ab 15 kg Körpergewicht. Er ermöglicht kontrollierte und assistierte Beatmung sowie SIMV. Spontanatmung mit CPAP und manuelle Beatmung sind auch bei Stromausfall möglich.
Der UV 1 ist ein zeitgesteuertes Gerät nach dem Balgprinzip. Die Steuerung (Primärsystem) erfolgt elektronisch, der Antrieb (Sekundärsystem) pneumatisch.

Gasfluß

Das Gerät wird mit Druckluft gespeist, welche über einen Druckregler und ein elektronisches Steuerventil zu einem Injektor geleitet wird. Vom Injektor gelangt das Gas über das Flußventil in die druckfeste Kammer und komprimiert den sichtbaren Atembalg. Dieser enthält das Atemgas mit vorbestimmter O_2-Konzentration aus einem integrierten O_2-Luft-Mischgerät. Der Arbeitsdruck in der Kammer kann mit einem Druckregler begrenzt werden.
Nach vorgewählter Inspirationsdauer wird das Exspirationsventil entlastet und Atemgas entweicht.
Der Atembalg fällt während der Exspirationsphase nach unten und füllt sich dabei mit Frischgas.
Durch Variation verschiedener Parameter, wie Zeit (Frequenz),

118

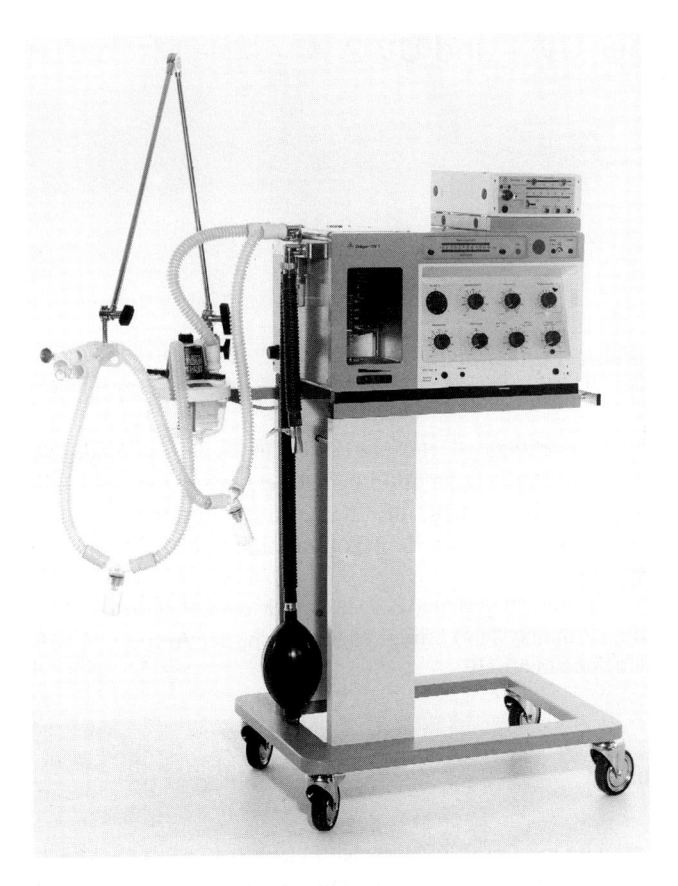

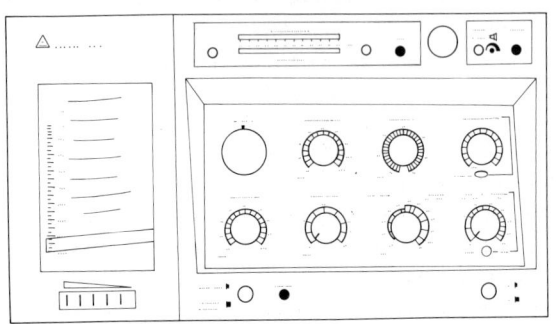

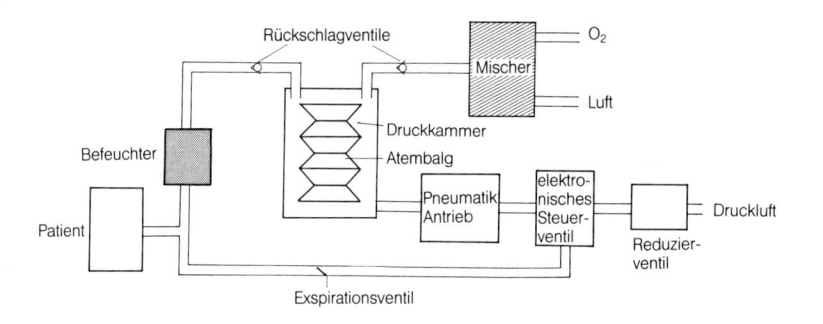

Fluß, Arbeitsdruck können unterschiedliche Beatmungsmuster realisiert werden.

Zur Auswahl der entsprechenden Beatmungsmuster (Operation modes) dienen die Einstellknöpfe an der Frontseite des Respirators.

In den Grundeinstellungen sind als variable Parameter mechanisch das Atemzugvolumen (20-1600 ml) und der inspiratorische Fluß (10-120 l/min) sowie der Arbeitsdruck (20-100 mbar ≙ 2-10 kPa) einstellbar, außerdem elektronisch die Atemfrequenz (7-70/min) und das Atem-Zeit-Verhältnis, welches stufenlos zwischen 1:1 von 1:4 bis 2:1 (4:1 bei UV 2) vorgewählt werden kann.

Aus diesen eingestellten Parametern ergibt sich die Charakteristik der Inspirationsphase in Form einer variablen Flußform, einem endinspiratorischen Plateau und dem inspiratorischen Atemwegsdruck, dessen Höhe durch Begrenzung des Arbeitsdrucks im Primärsystem (Antriebsseite) sowie durch Einstellung des Druckalarms limitiert werden kann. Eine assistierte Beatmung wird durch den Trigger ermöglicht, dessen Schwelle von −2-25 mbar (−0,2-2,5 kPa) regulierbar ist. Die Triggerlatenz beträgt 80 ms.

Die Anwendung von PEEP ist im Bereich zwischen 0 und 20 mbar (0 und 2 kPa) möglich. Die fakultativ einsetzbare intermittierende Seufzeratmung wird alle 3 min durch eine einstellbar Erhöhung des endinspiratorischen Druckes (einstellbar zwischen 0 und 35 mbar ≙ 0 und 3,5 kPa) über 2 Atemhübe erreicht. Der Seufzer ist auch jederzeit manuell auslösbar. Eine IMV-Beatmung ist mit einer IMV-Frequenz von 0,7 bis 7/min (beim UV 2 1,4-14/min) und einer Inspirationszeit von 0,5-2,5 s regulierbar, mit und ohne PEEP.

Der Atemhub ist mit der Spontanatmung synchronisiert (SIMV). ASB ist im UV 2 integriert und im UV 1 als Zusatz nachrüstbar. Das CPAP-System (Bereich 0–25 mbar ≙ 0–2,5 kPa) arbeitet mit einem unterdruckgesteuerten Demandventil. Der für die Ansteuerung notwendige Unterdruck ergibt sich aus der Einwirkung des Inspirationssoges des Patienten auf ein im Exspirationsteil befindliches Rückschlagventil.
Unterschreitet die Druckdifferenz 0,5 mbar (50 Pa) unter dem eingestellten PEEP-Wertniveau, öffnet sich das Ventil und liefert das O_2-Luft-Gemisch an den Patienten mit einem Demand flow bis maximal 90 l/min bei -5 mbar ($-0,5$ kPa). Die Überwachung des Exspirationsvolumens ist dabei möglich (Spirolog als Zusatzgerät). Der sich selbst füllende Beatmungsbeutel kann für eine manuelle Beatmung durch Tastenwahl eingeschaltet werden. Der Patient wird dabei mit der am Mischer eingestellten O_2-Konzentration beatmet; der eingestellte PEEP-Wert bleibt wirksam. Dies gilt auch bei Ausfall der elektrischen Versorgung. Auch bei dem gemeinsamen Ausfall von elektrischer und pneumatischer Versorgung ist eine manuelle Beatmung sowie Spontanatmung mit Zimmerluft über ein sog. Notluftventil möglich. Die zusätzlich angesaugte Raumluft wird durch einen Bakterienfilter entkeimt.

Monitoring und Alarme

Der Beatmungsdruck, die obere und untere Begrenzung des Druckalarms und die Triggerschwelle werden direkt (Druckmonitoring) durch ein Leuchtband (Leuchtdioden) angezeigt.
Wird der eingestellte untere Druckgrenzwert innerhalb von 12 s nicht in- und exspiratorisch durchschritten, wird Alarm ausgelöst (Diskonnektionsalarm).
Überschreitet der Beatmungsdruck den eingestellten oberen Grenzwert, schaltet das Gerät auf Exspiration um, die Grenzwertanzeige für die obere Druckanzeige blinkt, und nach 40 s erfolgt akustischer Alarm. (Dieser Stenosealarm ist mit gleichzeitiger Begrenzung des Arbeitsdrucks kombinierbar; Möglichkeit der druckgesteuerten Beatmung.) Wenn mindestens ein Versorgungsgas ausfällt, erfolgt

Gasmangelalarm, bei Ausfall der O_2-Versorgung gibt das Gerät Alarm, arbeitet aber mit Umgebungsluft automatisch weiter.
Bei Stromausfall wird bei eingeschaltetem Gerät ein akustischer Alarm ausgelöst, welcher mittels einer Drucktaste für 2 min ausgeschaltet werden kann.

Wartung

Vom Hersteller wird eine Inspektion 2mal jährlich empfohlen. An der Rückseite des Geräts befindet sich ein Datenausgang sowie die Möglichkeit zum Anschluß an eine Zentrale.
Der Atembalg, das Patientenschlauchsystem, die manuelle Beatmungsvorrichtung und der Anfeuchter können sterilisiert werden (134 °C). Das ganze Gerät kann im Aseptor desinfiziert werden.

Bewertung

Mit dem UV 1 sind alle gängigen Beatmungsformen realisierbar; die ASB-Funktion ist im UV 2 routinemäßig integriert, im UV 1 als Zusatz möglich. Da die Maschine nur zeitgesteuert arbeitet (oberste Priorität), sind die Bereiche der nachgeordneten Parameter wie Fluß, Volumen und Inspirationsdruck (Arbeitsdruck) untergeordnet. So ist eine echte Volumenkonstanz nur begrenzt sichergestellt, da das Atemzugvolumen Resultante aus Fluß und Atem-Zeit-Verhältnis ist. Der obere Bereich des Inspirationsvolumens ist durch das maximale Balgvolumen von 1700 ml knapp ausgelegt. Die inspiratorische Volumenanzeige durch den Atembalg ist ungenau. Angenehm fällt die übersichtliche Vorrichtung zur Handbeatmung auf, welche mit einem Einstellknopf zu bewerkstelligen ist. Dabei bleiben eingestellter PEEP-Wert und O_2-Konzentration wirksam.
Für die Sicherheit des Patienten ist hervorzuheben, daß Spontanatmung mit Zimmerluft auch bei Ausfall von pneumatischer und elektrischer Versorgung möglich bleiben. Der Demandventil-CPAP ist durch die systembedingt erhöhte Atemarbeit unzureichend.

Bei den geforderten Monitoring- und Alarmsystemen fehlt die Anzeige und Überwachung der inspiratorischen Sauerstoffkonzentration. Der Atemwegsmitteldruck wird nicht monitorisiert, und es entsteht kein Alarm bei PEEP-Abweichungen.

Eine Anzeige der inspiratorischen Volumina ist nicht vorhanden, eine exspiratorische Volumenanzeige ist nur durch ein Zusatzgerät möglich. Dies gilt auch für das Monitoring der Atemfrequenz (Zusatzgerät Spirolog).

Die Anzeige von Compliance und endexspiratorischer CO_2-Konzentration ist nur mit einer zusätzlichen Einheit möglich.

Die Einstellknöpfe und Alarme sind übersichtlich an der Frontseite des Respirators angeordnet, so daß die Bedienung keine große Einschulung erfordert. Die Lesbarkeit der Beschriftung ist auf eine Distanz von 60–100 cm leicht möglich. Der UV-1-Respirator ist wegen seiner Ausmaße und wegen seines Gewichts mühsam zu bewegen und benötigt relativ viel Platz neben dem Patientenbett. Durch die bauseitigen Ausgangstüllen für das Patientensystem ist die Maschine auf die linke Seite des Patienten fixiert.

Der UV 1 ist nicht als Transportgerät konzipiert. Die Geräuschentwicklung sollte niedriger liegen.

Insgesamt kann man die Reparaturanfälligkeit des UV 1 als gering einstufen, weshalb die empfohlene Wartungsfrequenz von 2mal jährlich ausreicht. Eine Schulungsmöglichkeit ist gegeben.

Im Bereich von Geräten einer korrespondierenden Leistungsrelation ist der UV 1 als befriedigend einzustufen.

Bewertungstabelle s. S. 194 und 196.

Dräger Oxylog

Allgemeine Funktionsbeschreibung

Der Oxylog ist ein mobiles Beatmungsgerät für Erwachsene und Kinder ab einem Atemminutenvolumen von 2 l/min, welches für den Transport ateminsuffizienter Patienten bei ausschließlich kontrollierter Beatmung (IPPV) konzipiert ist. Umschaltung auf manuelle Beatmung und Spontanatmung sind nicht möglich.
Der Oxylog wiegt 2 kg mit den Abmessungen von $200 \times 80 \times 200$ mm. Es handelt sich um ein zeitgesteuertes Gerät, welches mit pneumatischen Logikelementen arbeitet. Der Gasverbrauch für die Steuerung beträgt 0,8 l/min.
Die Antriebsart ist pneumatisch, der Respirator arbeitet als „Flowzerhacker" (s. Kap. 2).
Durch einen eingebauten Druckminderer werden Vordruckschwankungen ausgeglichen.

Gasfluß

Bei Antrieb mit komprimiertem O_2 kann über einen geräteinternen Venturi-Mechanismus (zur Einsparung von Antriebsgas) gefilterte Umgebungsluft zugeführt werden, wodurch eine F_IO_2 von annähernd 0,6 in Airmixstellung entsteht.
Bei Atemminutenvolumen-Einstellungen unter 7 l/min steigt die O_2-Konzentration bis auf 80% an.
Die Beatmungsfrequenz ist stufenlos einstellbar von 10–35/min, das Atemzeitverhältnis ist fest und beträgt: $I:E = 1:1,5$.

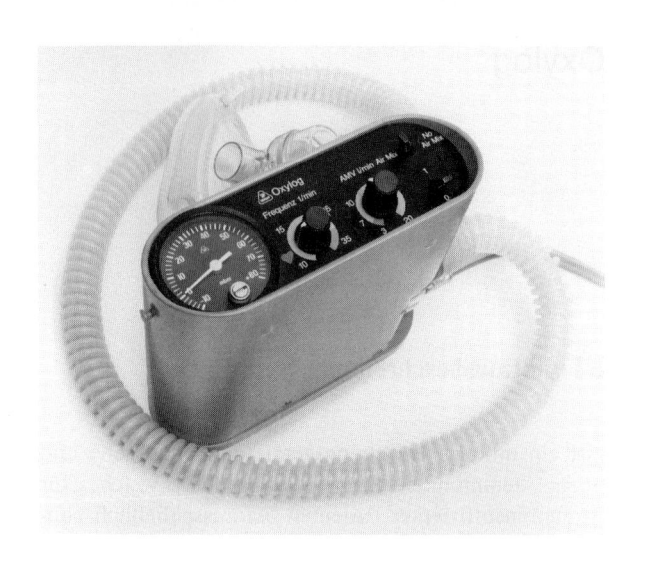

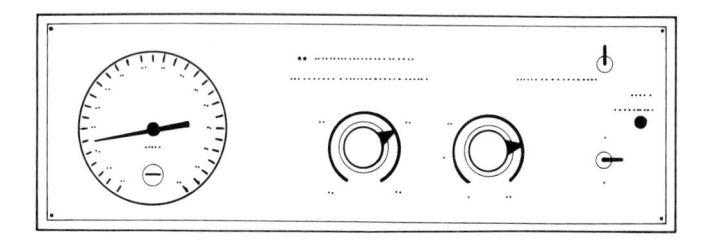

Das Atemminutenvolumen ist über den Fluß von 2-20 l/min stufenlos einstellbar.

Der maximale Beatmungsdruck ist vom Hersteller auf 45-75 mbar (4,5-7,5 kPa) eingestellt, die momentanen Beatmungsdrücke sind an einem Manometer direkt zur optischen Atemwegsdruckkontrolle abzulesen (-10 bis 80 mbar $\widehat{=}$ -1 bis 8 kPa).

Die genannten Einstellmöglichkeiten werden mit 4 Einstellknöpfen auf der Frontseite bewerkstelligt. Neben den Schaltern für „Airmix" bzw. „no Airmix" sowie dem pneumatischen Ein/Aus-Schalter befinden sich farbkodierte Drehknöpfe zur Einstellung der

125

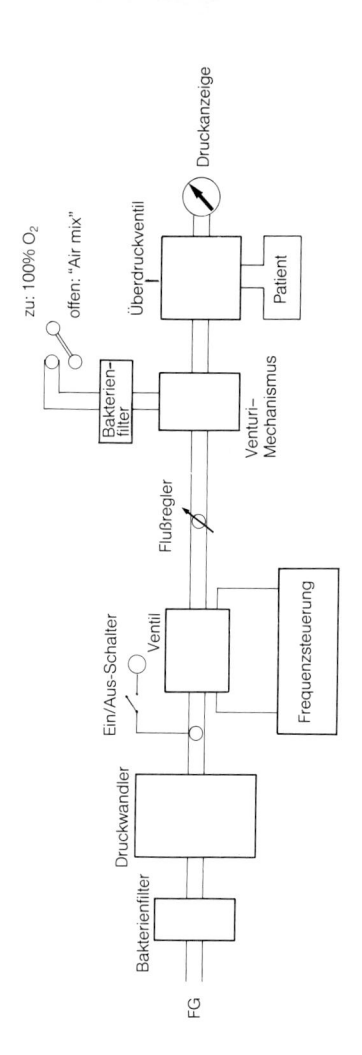

Beatmungsfrequenz und des AMV, welche einen annähernden Bereich für Kleinkinder, Kinder und Erwachsene angeben.
Es gibt kein Monitoring einfacher Beatmungsparameter außer dem Inspirationsdruck.

Wartung

Aufgrund der praktischen Erfahrung ist das Gerät nahezu wartungsfrei, vom Hersteller wird die halbjährige Wartung empfohlen. Der Oxylog darf nur desinfiziert werden.

Bewertung

Niedriges Gewicht, Robustheit und relativ geringer Eigengasverbrauch lassen die Verwendung in Hubschrauber und Notarztwagen ohne weiteres zu. Der Respirator ist nur für kontrollierte Beatmung ausgelegt.
Assistierte Beatmung ist leider nicht möglich, weil ein Trigger fehlt.
Der Frequenz- und AMV-Bereich sind für den schnellen Einsatz im Notfallbereich befriedigend.
Als Nachteil ist zu bemerken, daß nur ein Atemzeitverhältnis vorhanden ist und daß das Atemzugvolumen errechnet werden muß.
Akustische Warneinrichtungen für Druckverlust oder ein Unterschreiten des eingestellten AMV sind nicht vorhanden. Der Oxylog verfügt über keine Alarme. Eine exspiratorische Volumenmessung ist nur mit einem Zusatzgerät möglich.
Durch ein Zusatzventil wird die Beatmung mit PEEP möglich. Es gibt 3 mögliche O_2-Konzentrationen: Bei O_2-Betrieb 60% oder 100% inspiratorische O_2-Konzentration, bei Druckluftbetrieb 21%. In toxischer Atmosphäre darf nur in „No-Airmix"-Einstellung beatmet werden.
Das Gerät ist handlich und die Bedienung bei guter Lesbarkeit der übersichtlichen Einstellelemente einfach und aktionsbezogen. Die

Geräuschentwicklung ist störend, jedoch innerhalb der Transportgeräusche (Helicopter, Notarztwagen) akzeptabel.
Der Respirator besteht aus stoß- und schlagfestem Kunststoff und ist wenig störanfällig. Unterhalts- und Anschaffungskosten sind bei diesem Gerät gering.

Bewertungstabelle s. S. 198.

Engström ER 300

Allgemeine Funktionsbeschreibung

Der *Engström*-Respirator ER 300 ist ein elektrisch betriebenes frequenzgesteuertes und volumenkonstantes Gerät mit der Möglichkeit der wahlweisen Beatmung im halboffenen System oder im Rückatmungssystem (halbgeschlossenes System, geschlossenes System). Das Atemminutenvolumen kann zwischen 0 und 30 l/min eingestellt werden. Die Atemfrequenz zwischen 12 und 35 Atemzüge/min. Das Verhältnis zwischen Inspirations- und Exspirationsdauer ist fest auf 1:2 eingestellt. Der inspiratorische Beatmungsdruck kann bis auf 90 cm H_2O ($\widehat{=} 8,8$ kPa) erhöht werden. Ein Wasserschloß dient hier als inspiratorisches Sicherheitsventil, mit dem eine stufenlose Drucklimitierung zwischen 30 und 90 cm H_2O (2,9 und 8,8 kPa) möglich ist.

Gasfluß

Charakteristisch für den *Engström*-Respirator ER 300 ist, daß an einem Antriebs- bzw. Primärsystem ein Kolben sinusförmig bewegt wird, der über eine pneumatische Koppelung in einer Überdruckkammer die Kraft auf das Patienten- bzw. Sekundärsystem überträgt und dadurch dem Beatmungsgas eine steigende Beschleunigung verleiht (akzelerierender Fluß). Das eingestellte Atemzugvolumen wird anfangs mit geringer Geschwindigkeit, dann aber mit schnell zunehmendem Gasfluß appliziert. Der Gasfluß paßt sich hierbei bei jedem Atemzug den mechanischen Widerständen automatisch an. Nach Beendigung der Insufflation des eingestellten Zugvolumens erfolgt ein Druckausgleich in den Lungen, so daß sich bis zum Ende der Inspirationsphase ein Druckplateau ausbildet. Hierdurch soll ein Blähen der Alveolen erreicht werden, die eine längere Füllungszeit beanspruchen, ohne daß dabei Alveolen mit normaler Füllungszeit überdehnt werden.

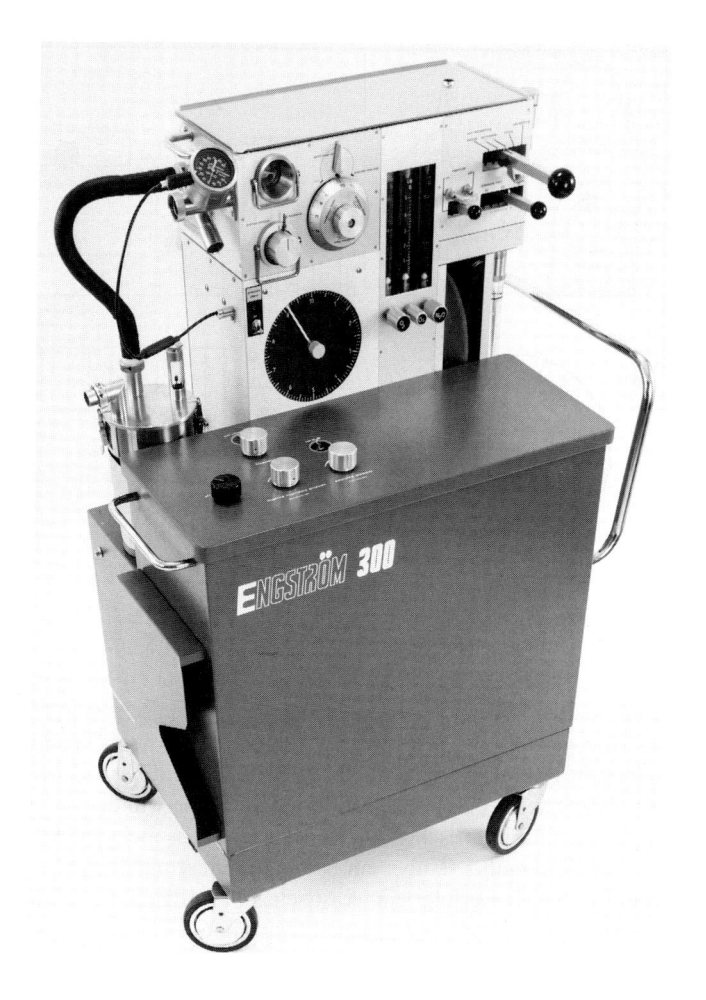

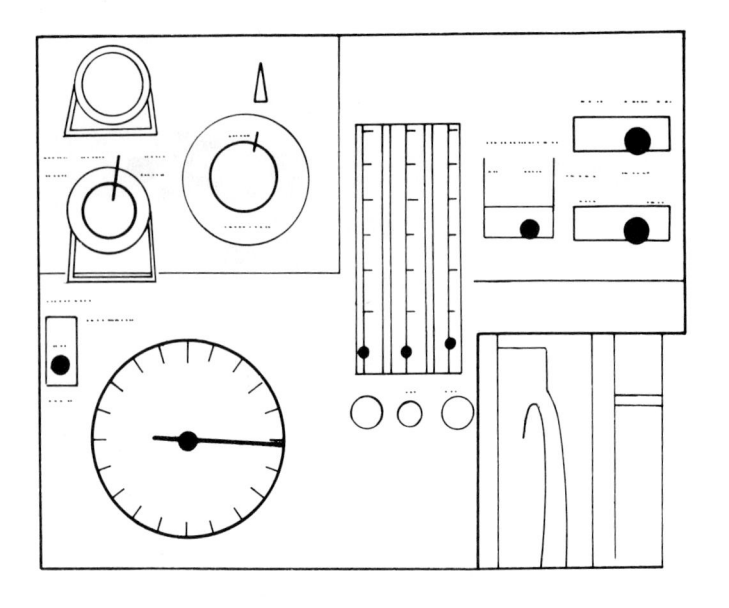

Durch eine Rotametereinheit kann eine definierte O_2-Menge zu der eingestellten definierten Raumluftmenge beigemischt werden und so jede gewünschte inspiratorische O_2-Konzentration erzielt werden. Die Raumlauft wird durch einen Bakterienfilter geleitet, dessen Widerstand durch das Antriebssystem überwunden wird. Die Höhe der inspiratorischen O_2-Konzentration ist nicht direkt ablesbar, sondern muß z. B. über ein Nomogramm ermittelt werden.
Bei Stromausfall erfolgt ein akustisches Warnsignal. Das Antriebssystem besteht somit aus einem Elektromotor, einem Frequenzvariator, dem Getriebe und dem Kolbenkompressor. Der Respirator kann auch ohne zentrale Gasversorgungsanlage zur Beatmung mit Raumluft zum Einsatz gelangen. Eine manuelle Beatmung ist mit dem Respirator jederzeit nach Umschalten des Multifunktionsventils auf manuell möglich.

131

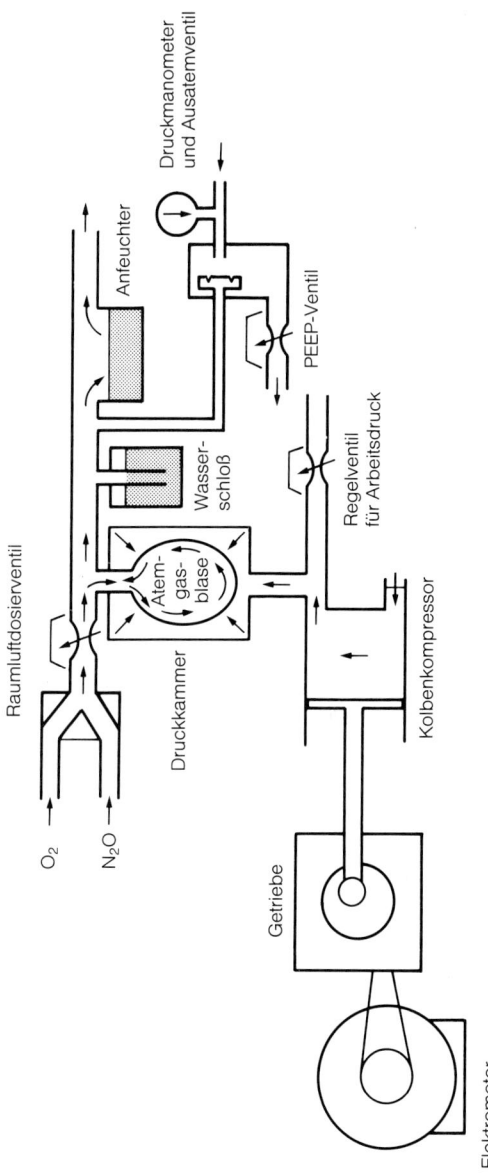

Monitoring, Alarme

Ein Ein-/Ausschalter aktiviert den elektrischen Anteil des Respirators. Die Respiratorfrequenz kann zwischen 12 und 35 Atemzügen/min eingestellt werden. Der Entleerungsdruck wird so eingestellt, daß er größer ist als der Druck, der zu Beatmung des Patienten notwendig, ist. Ist der Entleerungsdruck nur geringfügig größer als der Beatmungsdruck des Patienten, erniedrigt sich die Flußrate, und die Freisetzung des Atemzugvolumens wird verlangsamt, so daß keine inspiratorische Plateauphase resultiert. Eine sekundäre Begrenzung kann zwischen 30 und 90 cm H_2O (2,9 und 8,8 kPa) eingestellt werden.

Die Gaskonzentrationen können über ein Rotameter für O_2 eingestellt werden, das Gesamtminutenvolumen resultiert dann aus der Kombination der Einstellung des O_2-Anteils (l/min) und des Raumluftanteils. Die Anzahl der Atemzüge ergibt dann das Zugvolumen.

Ausatmungsdruck und -widerstand können ebenfalls eingestellt werden. Der Beatmungsdruck kann an einem Manometer abgelesen werden. Hierbei kann ein sog. Leckalarm über eine Lichtschranke an dem Druckmanometer eingestellt werden. Dieser Alarm ist sowohl akustisch als auch optisch, wobei der akustische Anteil über einen Schalter ein- und ausgeschaltet werden kann.

Die Einstellung des Entleerungsdrucks ist für die Applikation des gewünschten Zugvolumens wichtig.

Bei einer Unterbrechung des elektrischen Stroms wird ein kontinuierlicher akustischer Alarm gegeben. Ein intermittierendes Alarmsignal erfolgt, wenn der Atemwegsdruck unter das eingestellte Niveau absinkt.

Das einwandfreie Funktionieren des Ausatemventils kann visuell an der Beweglichkeit des Ventilplättchens und am Verhalten der Spirometernadel geprüft werden. Diese darf sich nur während der Ausatemphase bewegen. Eine weitere Information über den gesamten Druckverlauf bietet das Verhalten des Druckmanometers.

Wartung

Der ER 300 kann entweder ganz oder die Patienteneinheit allein in einer Desinfektionskammer (Aseptor) mit Dampf desinfiziert werden. Fast alle Teile des Patientensystems können im Autoklaven sterilisiert werden, mit Ausnahme des Spirometers, des Ausatemventils und des Wasserschloßplexiglaszylinders.
Die durchzuführenden Arbeiten, wie Aufrüstung und Eineichung, sind jederzeit vom Personal durchführbar. Die Wartung und Inspektion sollte mindestens einmal jährlich erfolgen und muß durch firmeneigenes Personal erfolgen. Der ER 300 ist ein wenig störanfälliges und recht robustes Gerät. Die Bedienung des Respirators ist eindeutig, Alarme sind optisch und akustisch vorhanden, das Vorkommen von Mehrfachalarmen wird vermieden.

Bewertung

Der ER 300 ermöglicht nur die kontrollierte Beatmung. Er stellt ein insgesamt robustes Gerät dar.
Die Vorrichtung zur Handbeatmung ist mittels des Multifunktionshebels einfach einstellbar. Die Leistung der manuellen Beatmung ist ausreichend.
Der Respirator kann nicht zum Patiententransport eingesetzt werden. Hervorzuheben ist, daß der Respirator auch ohne zentrale Gasversorgungsanlage in der Lage ist, mit Raumluft zu beatmen.
Die Bedienung entspricht den Anforderungen. Die direkte Einstellung des Atemzugvolumens ist leider nicht möglich. Bei den geforderten Alarmsystemen und beim Monitoring fehlt die Anzeige und Überwachung der inspiratorischen O_2-Konzentration. Sie ist nur mit Zusatzmeßeinrichtung (Fremdgerät) möglich. Die Anzeige inspiratorischer Volumina über die Rotameter ist umständlich. Andere Anzeigen, wie Compliance oder endexspiratorische CO_2-Konzentration können nur mit Zusatzgeräten ermöglicht werden.
Die Lesbarkeit der Beschriftung ist auch in größerer Distanz ohne Mühe möglich. Das Ablesen der Einstellung der Pilote im Rotame-

terblock wird als undeutlich empfunden. Der Respirator ist von seinen Maßen her als mittelgroß einzustufen.

Ein Leck im Patientensystem kann durch das Einstellen des Druckalarms erkannt werden. Als Sicherheit gegen Ausfall der O_2-Versorgung kann der Respirator mit einer pneumatischen Pfeife nachgerüstet werden. In der Anwendung von Lachgas gibt es eine Lachgassperre bei O_2-Ausfall.

Die angebotenen Alarme sind insgesamt auf ein unzureichendes Minimum beschränkt.

Eine Wartung des Geräts sollte mindestens einmal jährlich oder nach 1000 Betriebsstunden erfolgen. Dazu gehört die vollständige Reinigung, das Ersetzen der Verschleißteile und das Kalibrieren entsprechend MedGV. Dies kann durch das Betriebspersonal jederzeit durchgeführt werden.

Bewertungstabelle s. S. 200.

Engström Erica

Allgemeine Funktionsbeschreibung

Der *Engström*-Erica-Respirator ist ein volumengesteuerter Respirator für die Langzeitbeatmung, mit allen Möglichkeiten der modernen Beatmung und Beatmungsentwöhnung, außer der druckunterstützten Entwöhnung. Anstelle dieser Betriebsart hat er ein flowgetriggertes Inspirationshilfesystem.

Gasfluß

Die Atemgase (O_2 und Luft) gelangen von Wandentnahmesteckdosen über Teilchenfilter in den Respirator und passieren einen Druckwächter (Alarm bei Gasausfall) sowie einen Druckminderer.
In der Folge strömen die Atemgase in den O_2-Luft-Mischer.
Die weitere Applikation des Atemgases erfolgt ähnlich wie bei früheren *Engström*-Respiratoren durch ein primäres Antriebssystem, das indirekt in einer Kammer mit dem sekundären Patientensystem über eine flexible Membran verbunden ist.
Während der Inspiration wirkt das Antriebssystem so auf die Membran, daß der gewünschte Inspirationsdruck sowie das gewünschte Flußmuster erzielt werden. Das zur Inspiration benötigte Gas fließt vom Mischer über ein Ein/Aus-Ventil (Einfüllventil) in die untere Hälfte der Beatmungskammer. Ein Überlaufen dieser Kammer wird durch ein Überlaufventil an der Membran vermieden, das sich dann öffnet, wenn die Membran die Kammerdecke berührt. Die

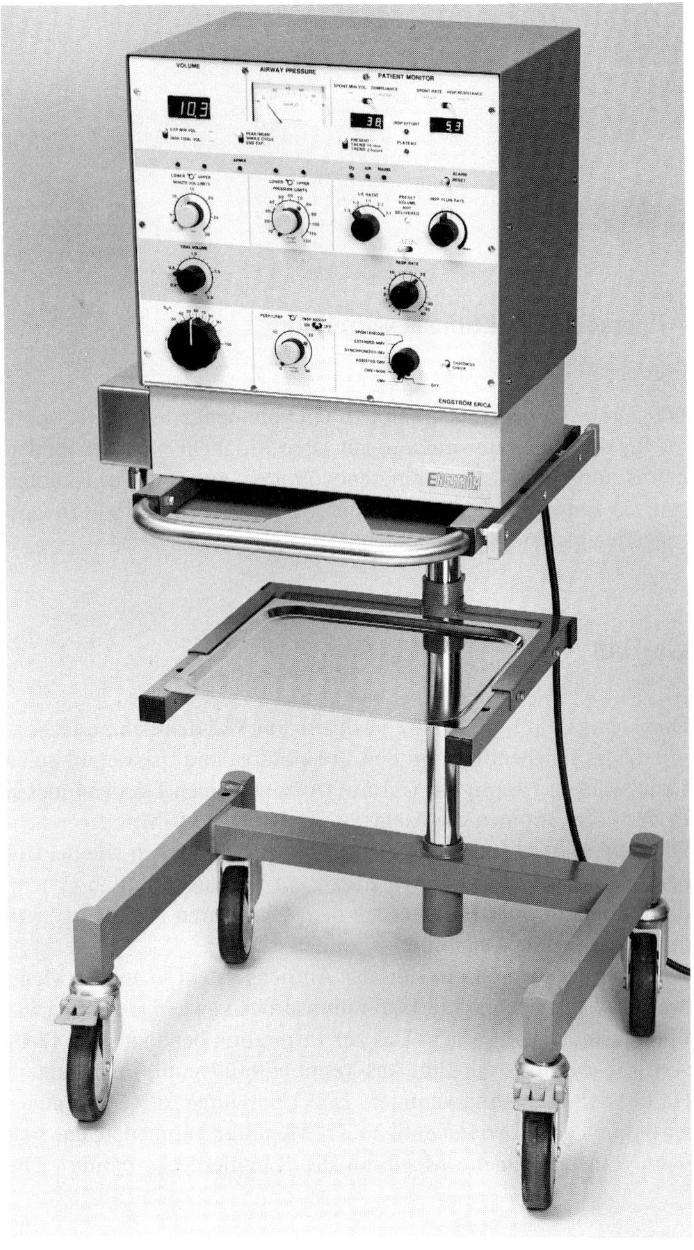
VOLUME
AIRWAY PRESSURE
PATIENT MONITOR
ENGSTRÖM ERICA
ENGSTRÖM

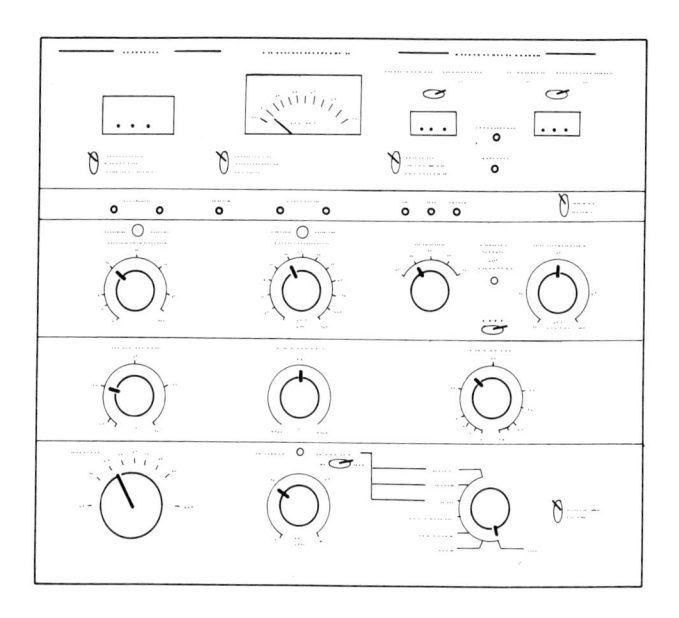

Beatmungskammer wird durch das Einströmen von Druckluft über einen Ejektor, der die Luft aus der Atmosphäre mit sich zieht, in den oberen Teil der Kammer entleert. Dadurch wird die Membran nach unten gedrückt, und die Atemgase werden in das Patientensystem gebracht.

Das Strömen der Druckluft in den oberen Teil der Kammer wird von einem elektronisch gesteuerten Nadelventil, dem elektrodynamischen Ventil bestimmt. Der gewünschte Inspirationsdruck und die Flußmuster werden durch elektrische Signale an das Ventil erzielt.

Der Fluß zum Patienten wird mit Sensoren und Ventilen gesteuert und gemessen. Auf diesem Weg befinden sich ferner ein Spontanatmungsventil, das dem Patienten gestattet, bei Stromausfall Raumluft zu atmen, sowie ein Einwegventil, das eine Exspiration in die Beatmungskammer verhindert. Für die Inspiration befindet sich in dem Gerät ein Drucksensor, der den Spitzendruck, den gesamten Druckverlauf sowie den endexspiratorischen Druck mißt und diesen auf einem umschaltbaren Analoginstrument anzeigt.

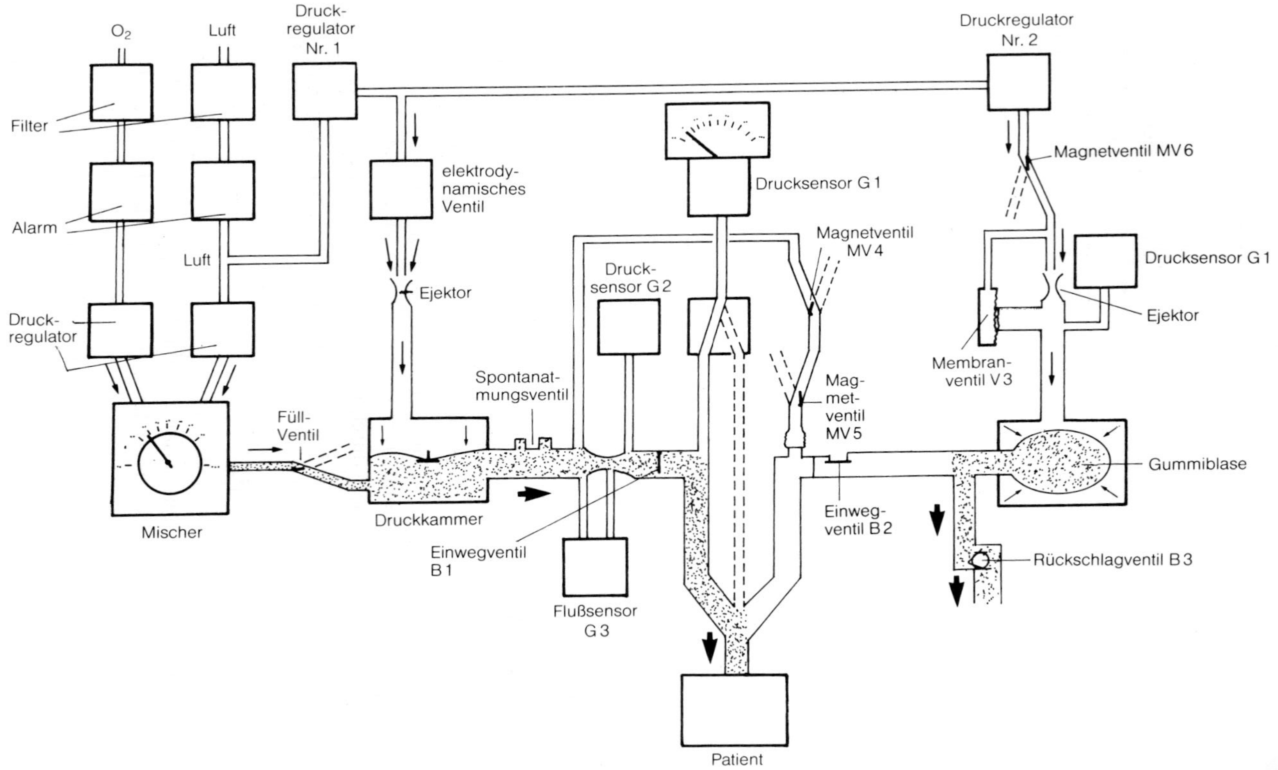

O_2
Luft
Druck-
regulator
Nr. 1
Druckregulator
Nr. 2
Filter
Alarm
Luft
Druck-
regulator
elektrody-
namisches
Ventil
Ejektor
Drucksensor G 1
Magnetventil MV 6
Magnetventil
MV 4
Drucksensor G 1
Ejektor
Druck-
sensor G 2
Spontanat-
mungsventil
Füll-
Ventil
Mischer
Druckkammer
Einwegventil
B 1
Flußsensor
G 3
Mag-
met-
ventil
MV 5
Membran-
ventil V 3
Gummiblase
Einweg-
ventil B 2
Rückschlagventil B 3
Patient

Monitoring

Die Volumenmessung erfolgt durch 2 unabhängige Systeme im Respirator. Auf der Inspirationsseite wird das Atemzugvolumen und das Minutenvolumen bei Spontanatmung gemessen. Auf der Exspirationsseite wird das exspiratorische Minutenvolumen gemessen. Das inspiratorische Volumen wird in einem Venturi-Rohr mit einem Flußsensor, der aus einem Differentialdrucksensor besteht, gemessen.

Die Größe der Druckdifferenz zwischen der weitesten und der engsten Stelle des Rohres verhält sich proportional zum Fluß. So ist es möglich, das Volumen in l/s exakt zu berechnen.

Dieser Flußsensor registriert auch die Einatembemühungen des Patienten und leitet bei den Betriebsarten mit Trigger die Impulse an das elektrodynamische Ventil weiter.

Das ausgeatmete Gas strömt über ein Einwegventil in eine Gummiblase, die von einer Kammer umgeben ist. Während der nächsten darauffolgenden Inspiration öffnet sich ein Ejektor und bläst einen konstanten Luftfluß von 2 l/s in die Kammer. Dadurch wird die Blase leergedrückt und das darin befindliche Gas entweicht über Rückschlagventil in die Atmosphäre. Aus den Werten der Druckveränderungen in der Kammer, der Entleerungszeit und dem Konstantfluß von 2 l/s wird das ausgeatmete Atemhubvolumen errechnet. Aus dem Durchschnitt mehrerer Atemhubvolumen wird dann das Atemminutenvolumen errechnet.

Die Frontplatte ist in vertikale und horizontale Felder eingeteilt:
- vertikal: Volumeneinstellung und Anzeige, Druckeinstellung und Anzeige,
- horizontal: Patientenmonitor, Grundeinstellung von Zugvolumen und Frequenz sowie die Triggerfreundlichkeit des Inspirationshilfesystems (IHS), Alarmanzeige.

Jede Beatmungsform kann ebenso wie die Spontanatmung mit einem einzigen Regler eingestellt werden. Dabei ist besonders zu beachten, daß das voreingestellte Zugvolumen und die Frequenz auch bei Umschaltung von CMV und SIMV bleibt.

Alarme

Zur besseren Übersicht der Frontplatte hat der Hersteller für die obere und untere Alarmgrenze von Volumen und Druck, ebenso für PEEP, CPAP und IHS eine Druckgrenze mit einem Doppelfunktionsregler eingebaut. Hierdurch werden 3 Regler eingespart. Diese Doppelfunktionsregler sind mit Sperren versehen, die verhindern, daß die untere Grenze versehentlich höher eingestellt wird als die obere.

Der Respirator besitzt Wahlschalter für alle Betriebsarten. Zwischen den Beatmungsformen und „Aus" ist eine Sperre eingebaut, die ein versehentliches Ausschalten verhindert. Der Drehregler für die Gasmischung ist stufenlos zwischen 21% und 100% regelbar. Der Regler für die Atemfrequenz ist zwischen 0,8-60 stufenweise einstellbar.

Der Regler für das Atemzugvolumen kann von 0,1-2,0 l eingestellt werden. Die Skala an diesem Regler stimmt nur annähernd. Genauere Einstellung durch Drehen des Reglers ist durch Digitalanzeige möglich. Die Fehlerabweichung beträgt ±7%.

Die Einstellung des unter der Digitalanzeige für die Volumenangabe angebrachten Wahlschalters mit 3 verschiedenen Einstellpositionen bestimmt, welcher Wert auf der Volumenanzeige erscheint. Dabei können von oben nach unten exspiratorisches Minutenvolumen (bis 60 l), O_2-Anteil der Inspirationsluft in % und das inspiratorische Atemzugvolumen bis 2,5 l angewählt werden.

Der Respirator verfügt über einen Doppelfunktionsregler für die Alarmgrenze des Minutenvolumens. Mit dem schwarzen Regler wird die untere Alarmgrenze eingestellt, mit dem grauen die obere. Die Minimumeinstellung liegt bei 2 l/min (alarmiert deshalb auch bei Diskonnektion der Patientenschläuche).

Der Respirator verfügt weiter über einen Doppelfunktionsregler für PEEP/CPAP und für die Inspirationshilfe (IHS der Spontanatmung). Mit dem schwarzen Regler ist ein PEEP- oder CPAP-Niveau von 0-30 cm H_2O (0-2,9 kPa) wählbar (Sperre bei 20 cm $H_2O \triangleq 1,9$ kPa). Der graue Regler dient zum Einstellen der Inspirationshilfe (IHS) von 0-30 cm H_2O (0-2,9 kPa). Die tatsächliche Größe ist die Differenz zwischen voreingestelltem PEEP und der gewählten Inspirationshilfe. Zu dieser Einstellung muß auch der darüberliegende Schalter für das Inspirationshilfesystem (IHS) geschaltet werden.

Die Beatmungsdruckanzeige ist ein elektrisches Analogmanometer. Mittels eines darunter befindlichen Wahlschalters kann man den Spitzen- und Mitteldruck, den Gesamtdruckverlauf und den endexspiratorischen Druckverlauf anwählen. Ein externer Anschlußnippel an der linken Seite des Respirators ermöglicht eine patientennahe Druckmessung.

Mit dem Regler für das Inspirations-Exspirations-Verhältnis kann das Inspirations-Exspirations-Verhältnis der maschinellen Atemzüge bei den Betriebsarten CMV, CMV+Seufzer und assistierter CMV auf jeden der folgenden Werte eingestellt werden 1:3, 1:2, 1:1, 2:1 und 3:1.

Bei der Beatmungsform EMMV und „Spontan" ist die Einstellung des Reglers unwesentlich. Dagegen bestimmt die Einstellung bei SIMV-Beatmung die maximale Dauer der Inspirationszeit. Aus diesem Grunde sollte der Regler bei SIMV-Beatmung auf die Stellung 3:1 gebracht werden.

Zwischen dem Einstellknopf zur Einstellung des Inspirations-Exspirations-Verhältnisses und dem Einstellknopf für den inspiratorischen Fluß befindet sich ein Wahlschalter für ein akzelerierendes konstantes und ein dezelerierendes Flußmuster. Darüber ist eine Alarmanlage angebracht, die dann aufleuchtet, wenn das eingestellte Volumen nicht geliefert wird. Der Regler für den inspiratorischen Fluß sollte mindestens so weit im Uhrzeigersinn gedreht werden, bis die Alarmlampe nicht mehr aufleuchtet.

Der auf der Frontplatte integrierte sog. Patientenmonitor besteht aus 2 Digitalanzeigen, 3 Wahlschaltern und 2 Anzeigenlampen. Bei richtiger Stellung der Wahlschalter werden die aktuellen Parameter von spontanem Minutenvolumen, spontaner Frequenz, Compliance und inspiratorischem Widerstand digital angezeigt, ebenso die Mittelwerte dieser Parameter von den letzten 15 min bzw. den letzten beiden Stunden. Bei jedem spontanen Atemzug leuchtet die Lampe „Spontan" und bei einem Plateau von mehr als 0,3 s die Lampe „Plateau" auf.

Ein Schalter für die Dichtigkeitsprüfung befindet sich neben dem Wahlschalter für die Betriebsarten. Bei gleichzeitigem Drücken dieses Schalters und Verschließen des Y-Stücks ist die Dichtigkeit des Patientensystems am Druckmanometer ablesbar.

In einem horizontalen Feld sind die Alarmlampen für untere Volumengrenze, obere Volumengrenze, Apnoe, untere und obere Druckgrenze, O_2, Luft und Netz gruppiert. Daneben befindet sich ein Alarmrückstellknopf. Beim Auftreten eines Alarms blinkt die entsprechende Lampe schnell und ein akustischer Alarm (Summer) ertönt.

Durch Drücken des Alarmrückstellknopfs wird der akustische Alarm abgeschaltet. Wenn ein neuer Alarmzustand eintritt, ertönt er wieder. Wird der Rückstellknopf länger als 4 s gedrückt, sind alle Alarme für 2 min ausgeschaltet.

Tritt mehr als eine Alarmsituation ein, reagiert die Lampe, die zum ersten Alarm gehört, durch schnelles Blinken, während die folgenden Lampen langsam blinken. Auf diese Weise kann der zuerst ausgelöste Alarm leicht identifiziert werden. Wenn sich ein Alarm von selbst aufhebt, leuchtet die Lampe ständig, bis der Alarmrückstellknopf gedrückt wird. Die Netzlampe leuchtet ebenfalls ständig, wenn der Beatmungsschalter auf „Aus" steht und der Netzschalter nicht ausgeschaltet wurde.

Durch das Umstellen bestimmter Schalter im Gerät (nur von Servicetechnikern möglich), kann Alarm ausgelöst werden, wenn eine Hypoventilation durch Hechelatmung entstanden ist, obwohl das gemessene exspirierte Minutenvolumen ausreichend erscheint. Wenn eine zu hohe Atemfrequenz eintritt, ertönt ein akustischer Alarm (Summer), und die Alarmlampen für die obere und die untere Minutenvolumengrenze leuchten auf.

Auf der Rückseite des Geräts befindet sich neben dem Netzschalter zum Ein- und Ausschalten des Respirators, den Sicherungen und den verschiedenen Analogausgängen unter einer abnehmbaren Platte die O_2-Sensorzelle. Daneben befindet sich ein Regler, mit dem der Alarmgrenzwert der O_2-Konzentration eingestellt werden kann.

Die Patienteneinheit, durch die das ausgeatmete Gas in die Volumenmeßeinheit strömt, ist links am Gerät montiert und mit einer einzigen handlichen Schraube leicht abzulösen. Diese Einheit enthält das Exspirationsventil und das Rückschlagventil. Hinter der Patienteneinheit steckt die Silikongummiblase auf einem Halter,

der in die Volumenmeßkammer mit einer Drehung eingerastet wird.
Mit dem *Engström*-Erica-Respirator sind außer den mit dem Wahlschalter anwählbaren Betriebsarten noch 2 andere Beatmungsverfahren möglich:
- HFPPV,
- die Möglichkeit der selektiven Ventilation beider Lungen.

Bei HFPPV arbeitet der Respirator im EMMV-Bereich und ist dabei druckbegrenzt. Dadurch erhöht sich die Frequenz, da der Patient das eingestellte Volumen nicht geliefert bekommt. Somit wird eine hochfrequente Ventilation von 60–150 Atemzügen mit einem Zugvolumen von 50–320 ml möglich. Für diese Beatmungsform ist eine Neueineichung der Minutenvolumenanzeige vom Anwender auf genaue Anweisung des Herstellers unumgänglich. Die Eichung erfolgt mit Potentiometern auf der Rückseite des Gerätes.

Bei der selektiven Ventilation beider Lungenflügel wird eine Synchronisationseinheit benötigt, die dann 2 *Engström*-Erica-Respiratoren miteinander verbindet. Diese Einheit synchronisiert die maschinellen Atemzüge je nach Einstellung des Reglers von genau phasengleich bis völlig phasenverschoben.

Wartung

Das Patientenschlauchsystem, der Anfeuchter und die Patienteneinheit sind leicht zu entsorgen und steril aufzubereiten. Alle Teile der Patienteneinheit und der Volumenmeßeinheit sind leicht auseinanderzunehmen, zu reinigen und bei 140° sterilisierbar. Alle 6 Monate müssen die Ventilmembranen, die Dichtungsringe und die Gummiblasen erneuert werden.

Bewertung

Alle Bedienungselemente auf der Frontplatte sind logisch aufgebaut und leicht verständlich beschriftet. Die Digitalanzeigen und die Analoginstrumente sind aus 80-100 cm gut ablesbar. Mit einem Regler sind alle heute für die Langzeitbeatmung erforderlichen Betriebsarten anwählbar. Ein versehentliches Ausschalten des Geräts ist nicht möglich, da vorher eine Sperre ausgeschaltet werden müßte. Danach leuchtet immer noch die Netzalarmlampe, wenn nicht der Netzversorgungsschalter auf der Rückseite des Geräts ausgeschaltet wird.

Die Volumenanzeige ist umschaltbar von exspiratorischem Minutenvolumen auf inspiratorische O_2-Konzentration und Atemzugvolumen. Durch die Umschaltbarkeit von mehreren Vitalwerten auf jede der 3 Digitalanzeigen und den Analogdruckinstrumenten sowie durch die Doppelfunktionsregler hat man einige Digitalanzeigen und Regler zugunsten der besseren Übersicht eingespart.

Der Respirator ist von seinen Ausmaßen her (310·470·460 mm) als mittelgroß zu bezeichnen. Auf seinem Stativ ist er auf einer Höhe angebracht, die das Ablesen der Anzeigen und der Regeleinstellungen aus einem Abstand von 80-100 cm ermöglicht, ohne daß man sich dabei bücken müßte.

Wesentlich ist, daß eine Alarmlampe aufleuchtet, wenn das gewählte Volumen durch falsche Einstellung der Regler nicht verabreicht werden kann. Der Patientenmonitor, der die spontane Atemleistung des Patienten sowie Compliance und Widerstand anzeigt, ermöglicht eine rechtzeitige Modifizierung der Beatmung.

Die Dichtigkeitsprüfung des Patientensystems mit verschlossenem Y-Stück ist auf Knopfdruck möglich. Dies wird als sehr übersichtlich und hilfreich empfunden.

Besonders hervorzuheben ist das ausgereifte Alarmsystem, bei dem sich der zuerst aufgetretene Alarm optisch durch ein schnelles Blinken der Alarmlampe von den Folgealarmen unterscheiden läßt. Der untere Minutenvolumenalarm ist nicht unter 2 l einstellbar. Eine Diskonnektion der Patientenschläuche wird daher sofort und frühzeitig erkannt.

Die tatsächliche Größe des Inspirationshilfesystems (IHS) geht nicht aus der Beschriftung am Regler hervor und gibt somit zur Verunsicherung Anlaß. Dies wird als Nachteil empfunden.

Bei einem Strom- oder Gasausfall hat der Patient immer noch die Möglichkeit, über ein Spontanatmungsventil Raumluft zu atmen.

Die Anschlußmöglichkeiten für Drucker und Analogschreiber sind vorhanden und entsprechen heutigen Anforderungen.

Zur Berechnung des Gasaustausches und Energieverbrauches kann der *Engström*-Respirator mit einem Grundumsatzcomputer, mit einem externen CO_2-Analyzer nachgerüstet werden. Dieser Grundumsatzcomputer kann an den Respirator adaptiert werden.

Direkte aktionsbezogene Veränderungen sind an diesem Respirator jederzeit möglich. Nachteilig hat sich erwiesen, daß am Gerät keine Handbeatmung vorhanden ist. Ebenso wird als nachteilig empfunden, daß das Schlauchsystem nicht auf beiden Seiten des Geräts anschließbar ist.

Die Plateaulampe leuchtet auch bei Diskonnektion auf, selbst wenn kein Plateau vorhanden ist.

Die Preise für die elektrische Sicherheitsüberprüfung und für die Inspektion sind im Vergleich zu anderen Firmen relativ hoch veranschlagt. Sie belaufen sich auf DM 858 bzw. DM 1400. Der Strom- und Gasverbrauch des Respirators ist als minimal zu betrachten.

Die neue Version des *Engström*-Erica-Respirators ist um einige Punkte gegenüber der vorherigen Version verbessert worden.

So ist z. B. beim Modell 1986 die Flußtriggerempfindlichkeit wesentlich verbessert worden. Während sie beim alten Modell auf 100 ml/s fest eingestellt war, ist sie jetzt mit einem zusätzlichen Knopf von 40-200 ml/s stufenlos wählbar, wobei 100 ml markiert und die Endanschläge des Knopfes mit „min" und „max" (Empfindlichkeit) gekennzeichnet sind.

Zusätzlich wurden durch Verwendung von größeren Ventilquerschnitten die Werte von in- u. exspiratorischer Resistance um ca. 25% gesenkt.

Dies bedeutet für den Patienten in den Entwöhnungsphasen der Beatmung (SIMV, EMMV und „Spontan" - alle mit IHS möglich) eine wesentliche Reduzierung der beim spontanen Atemzug aufzubringenden Atemarbeit.

Digitale Anzeigen von Compliance und spontanem Minutenvolumen im Trend sowie der spontanen Atemfrequenz und der Resistance (beim alten Modell auch vorhanden) erleichtern die Beurteilung der Beatmungseffektivität.

Damit zählt das neue Modell Engström Erica zu einem der besten Langzeitbeatmungsgeräte.

Folgende Übersicht zeigt noch einmal die wichtigsten Unterschiede zwischen den beiden Modellen:

Erica-Modell 1986

Frequenz von 0,8–1 in Stufen von 0,2,

Frequenz von 1–30 in Stufen von 2,0,

Frequenz von 30–60 in Stufen von 5,0,

Triggerempfindlichkeit stufenlos einstellbar von 40–200 ml/s; 100 ml/s sind markiert,

Inspirationsfluß von 20–120 l/min,

selbstkalibrierender O_2-Mischer; Alarmgrenzen können zwischen 5 und 20% Abweichung vom gewählten Wert eingestellt werden; sie gehen bei Konzentrationsveränderungen automatisch mit (optischer und akustischer Alarm);

Resistance bei Spontanatmung: Inspiration: 2 mbar (196,1 Pa) bei 60 l/min Exspiration: 3 mbar (294,2 Pa) bei 60 l/min 1,3 mbar (127,4 Pa) bei 30 l/min

Erica-Modell 1980

Frequenz von 0,4–1 in Stufen von 0,2,

Frequenz von 1–30 in Stufen von 2,0,

Frequenz von 30–40 in Stufen von 5,0,

Triggerempfindlichkeit ist im Gerät fest auf 100 ml/s eingestellt; kein externer Regler vorhanden,

am Regler keine Kontrolle der Flußgröße; der Normbereich ist optisch stilisiert;

den selbstkalibrierenden O_2-Mischer gab es nur auf Wunsch;

Resistance bei Spontanatmung: Inspiration: 2 mbar (196,1 Pa) bei 60 l/min Exspiration: 4 mbar (392,2 Pa) bei 60 l/min 1,8 mbar (176,5 Pa) bei 30 l/min

Bewertungstabellen s. S. 202 und 204.

Gallacchi Turbo-PEEP-Weaner

Allgemeine Funktionsbeschreibung

Der Turbo-PEEP-Weaner ist ein High-flow-CPAP-Atemhilfegerät, das ausschließlich für den Einsatz von kontinuierlich positivem Atemwegsdruck auf Intensiv- und Allgemeinstationen entwickelt wurde. Der Antrieb erfolgt elektromechanisch durch eine Luftturbine. Das Atemgas ist Zimmerluft.
Die gefilterte Zimmerluft gelangt in eine Luftturbine, die eine Luftleistung von 50 l/min hat. Das Gerät setzt die Spontanatmungsfähigkeit des Patienten voraus. Die Luft gelangt mittels einer festsitzenden Gesichtsmaske über das Schlauchsystem zum Patienten. Stromabwärts befindet sich im Gerät ein 4-l-Reservoir (Anästhesiegummibeutel), welches unter einem Federzug steht. Die Frischgasmenge der Turbine und das Atemgas im Reservoir kompensieren den Individuellen Peakflow des Patienten. Über ein eigenes justierbares Sicherheitsmagnetventil gelangt die Luft nach außen. Der positive Atemwegsdruck wird innerhalb des Systems von einem Analogmanometer in mbar angezeigt.
Zur Verdüsung von Medikamenten bedient ein zusätzlicher kleiner Kompressor die Medikamentensteuerleitung zum Medikamentenvernebler. Dieser läßt sich in den zuführenden Schenkel des Atemschlauchsystems zwischenschalten. Die Dauer der Medikamentenverdüsung läßt sich über eine Zeituhr zwischen 0 und 15 min steuern.

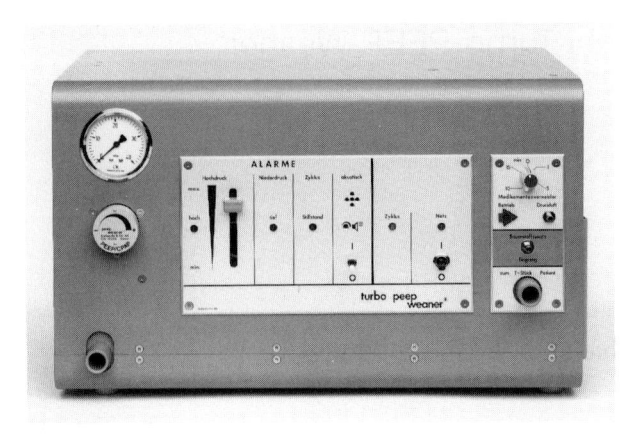

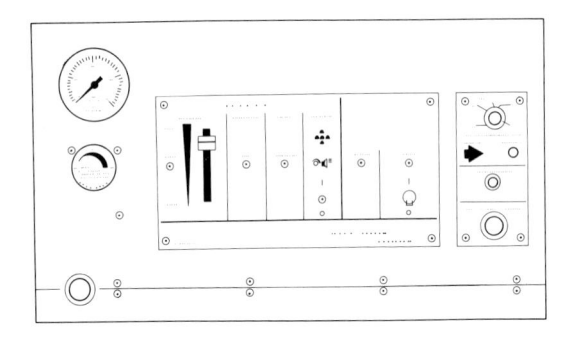

Monitoring Alarme

Auf der in Funktionsabschnitte gegliederten Frontplatte befindet sich unter dem Anschlußstutzen für die Medikamentenverneblerleitung eine zusätzliche Tülle zur externen O_2-Supplementierung. Je 1 Alarm für Atemstillstand, Nieder- und Hochdruck sind vorhanden und zeigen optisch und akustisch an, wenn der Patient die angestrebten Grenzen verläßt. Der Hochdruckalarm läßt sich zum individuellen gewünschten PEEP-Wert justieren.
Die Konnektoren innerhalb der Maschine sind farbkodiert und tra-

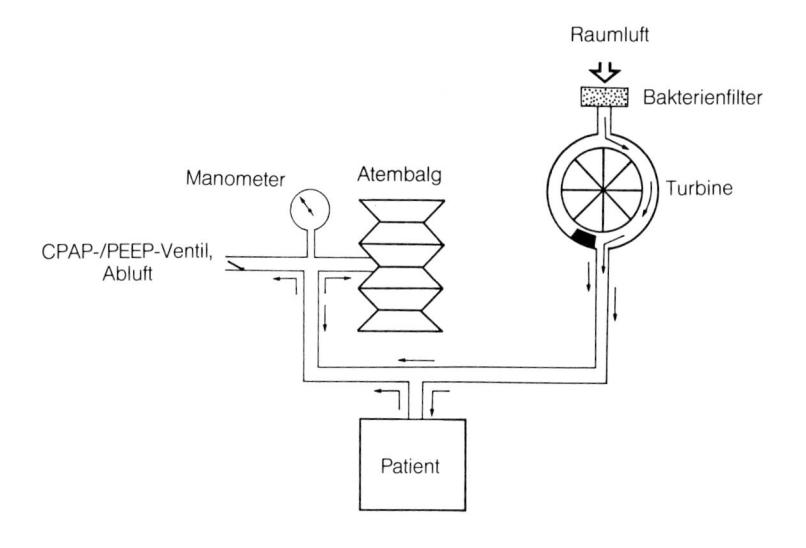

```
        Raumluft
          ↓↓
       ▓▓▓▓  Bakterienfilter
Manometer   Atembalg    ⊗
                              Turbine
CPAP-/PEEP-Ventil,
    Abluft

            Patient
```

gen verwechslungssichere Steckkontakte. Die verwendeten Schläuche sind aus Plastikeinmalmaterial und haben entsprechend ISO 22 mm Innendurchmesser.

Wartung

Sämtliche im Patientenkreis befindlichen Teile sind gassterilisierbar. Das Sicherheitsmagnetventil arbeitet zwischen 0 und 25 mbar (0 und 2,5 kPa) und entlastet bei Drucken > 30 mbar (> 3 kPa) in die Atmosphäre.

Zusammenbau und Einsatz des Geräts sind simpel und auch von wenig trainiertem Personal schnell erlernbar. Die Maschine hat ein Gewicht von 18 kg. Sie kann am Schienensystem mit abgestützter Konsole verwendet werden oder mittels kleinem Wagen (gehört nicht zum Zubehör) am Patienten auf der Normalstation.

Die Wartung des Geräts mit Wechsel des Bakterienfilters wird vom Hersteller nach 2000 Betriebsstunden empfohlen. Nach eigener Erfahrung sind die Geräte wenig störanfällig.

Als PEEP-Weaner ist eine kleinere Version erhältlich, bei der die Turbine fehlt, so daß eine von außen zugeführte Frischgasquelle primär bereitgestellt werden muß. Das Prinzip und die Alarme sind bei beiden Geräten identisch.

Bewertung

Es handelt sich um ein Gerät das ausschließlich für die CPAP-Applikation entwickelt wurde. Dank seiner geringen Störanfälligkeit und seines einfachen Aufbaus wird es von den Schwestern schnell akzeptiert und geschätzt. Die Arbeit mit dem Gerät ist problemlos. Aufgrund seines Konstruktionsprinzips arbeitet es triggerfrei, was sich entlastend auf die Atemarbeit des Patienten auswirkt.

Die 3 Grundalarme warnen, wenn der Patient mit seiner Atmung von den vorgegebenen Grenzen abweicht.

Als Nachteil wird die Größe und das Gewicht des Geräts empfunden. Aufgrund des hier realisierten Konzepts wird die Anwendung von kontinuierlich positivem Atemwegsdruck nicht nur auf die Intensivstationen beschränkt, sondern läßt sich auch auf Allgemeinpflegestationen durchführen. Bei solider Verarbeitung und Robustheit des Geräts ist die Preisleistungsrelation als günstig zu beurteilen.

Für den Turbo-PEEP-Weaner wurde keine Bewertungstabelle erstellt, weil er kein Beatmungsgerät im eigentlichen Sinne ist, sondern zu den im Vorwort erwähnten CPAP-Geräten gehört.

Hamilton Veolar

Allgemeine Funktionsbeschreibung

Der Veolar ist ein mikroprozessor- und zeit-/flußgesteuerter Respirator für die Beatmung von Intensivpatienten; er soll nicht für Anästhesiezwecke eingesetzt werden. Elektronische Steuerung mittels 2er Mikroprozessoren und geeigneter Software erlauben präzise Zusammensetzung der Gasgemische und korrekte Einstellung des zur Beatmung gewünschten Gasflusses. Entsprechend ist der Respirator aus den beiden Hauptsystemen „pneumatisches Flußsystem" und „elektronisches System" aufgebaut, ergänzt durch das „Patientensystem"

Gasfluß

Im pneumatischen Flußsystem strömen die beiden Gase Luft und O_2 mit einem konstanten Druck von 1,5 bar (150 kPa) in den Gasmischer und weiter über ein Reglerventil mit einem Druck von 350 mbar (35 kPa) in ein großes, 6 l umfassendes und somit „flußunabhängiges" Gasreservoir.

Ein nachfolgendes Servoventil (bis 3 l/s) erlaubt verschiedene Flußprofile zur Beatmung, bei Spontanbetriebsarten funktioniert es als Demandventil. Zum Schutz des Patienten folgt im pneumatischen System ein Überdrucksicherheitsventil (10-70 mbar $\triangleq$ 1-7 kPa). Die Sicherheit wird zusätzlich durch ein anschließendes Raumluftventil erhöht, das bei Netzunterbrechung oder unterbrochener Gaszufuhr den Weg zur Umgebungsluft für eine Spontanatmung freigibt.

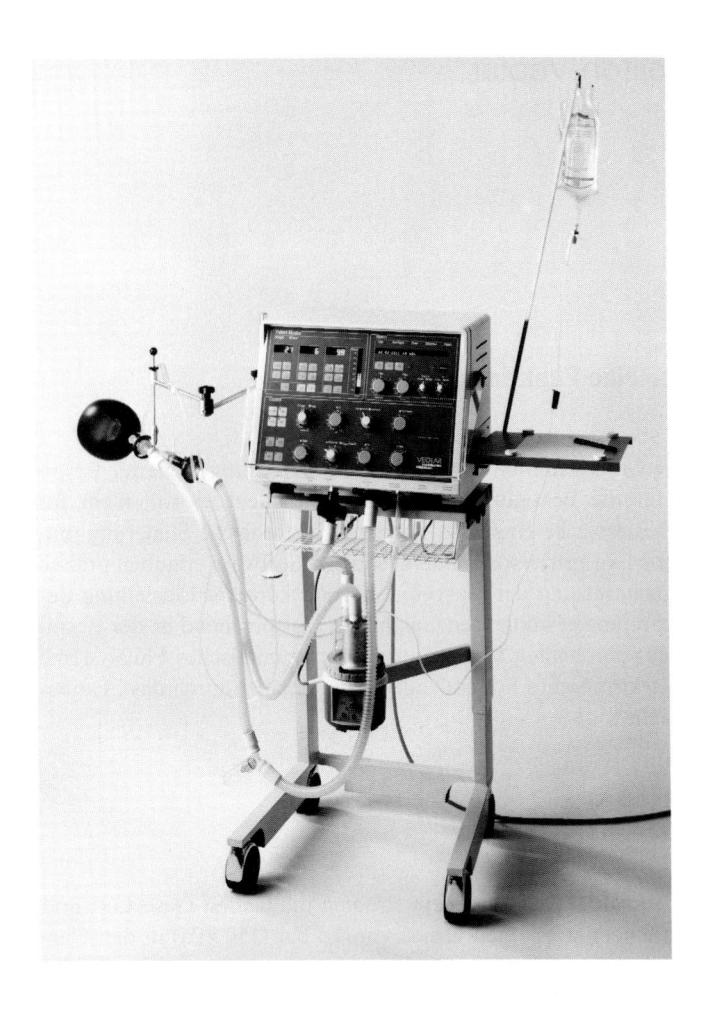

Im Patientensystem sind Schlauchsystem, Flußsensor, Exspirationsventil (PEEP/CPAP), Verneblerausgang sowie externer Druckeingang (optional) enthalten.

Das elektronische System besteht aus 2 sich ergänzenden Mikroprozessoren, wodurch die Geschwindigkeit der Daten- und Befehlsübertragung erhöht wird. Entsprechend werden die Steuerung des pneumatischen Systems und das Monitoring beinahe simultan betrieben.

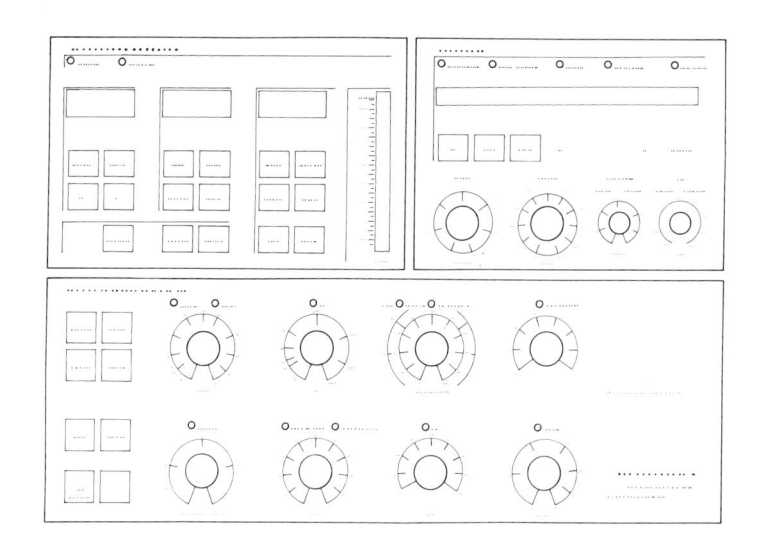

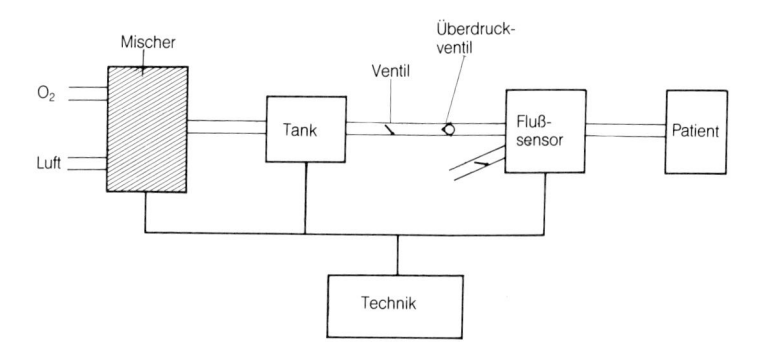

Es werden 4 Betriebsarten unterschieden: CMV, SIMV, SPONT und MMV; die jeweilige Wahl erfolgt durch Tastendruck und führt gleichzeitig zur Lichtmarkierung der mittels Drehknöpfen einzustellenden Bedienungselemente.

Einstellbare Parameter:

- Frequenz f:
  - CMV: 5 -50 min,
  - SIMV: 0,5-30 min,
- Atemzugvolumen V_T: 20-2000 ml,
- Verhältnis I:E: stufenlos von 4:1-1:4,
- Plateau: in % des Atemzyklus,
- Fußprofil: konstant, akzelerierend, dezelerierend, sinusförmig,
- Triggerempfindlichkeit: −1 bis −15 mbar (−0,1 bis −1,5 kPa),
- Maximaler Fluß für SPONT, MMV: 3 l/s,
- PEEP/CPAP: 0-50 mbar (30 nach Entsicherung) (0-5 kPa; 3 kPa nach Entsicherung)
- p-Hilfe: 0- 50 mbar (0-5 kPa),
- O_2-Konzentration: 21-100%,
- Atemzugvolumen bei MMV: 1- 25 l/min.

Zusätzliche Funktionstasten betreffen das rasche Durchspülen des Gasreservoirs („flush"), die Aktivierung des Medikamentenverneblers für 15 min und das manuelle Auslösen einer Inspiration.

Monitoring, Alarme

Die Anzeigefelder, Drucktasten und Drehknöpfe zur Parametereinstellung sind auf der Frontplatte angebracht und in Patientenmonitor, Alarme und Kontrollfunktionen gruppiert. Nicht immer ganz konsequent und praxisnah sind Reihenfolge und Anordnung der Datenanzeigen angeordnet; die zeitliche Latenz der Digitalanzeigen nach Tastendruck ist zu groß. Günstig hingegen sind abrufbare Trenddarstellungen verschiedener Parameter (Mittelwerte für 15 min bzw. 2 h).

Die nicht klar trennenden Farben (olive bzw. grün) und vor allem die 2teiligen Drehknöpfe zur Parametereinstellung mit z.T. ungewohnten Zahlenmarkierungen sind noch ungünstig, z.T. verwirrend, jedoch korrigierbar.

Die Einstellungsmöglichkeit des minimalen Minutenvolumens (MMV) scheint in der Praxis bereits überholt zu sein.

Alarmgrenzen sind wie üblich für Frequenz, Druck, Volumen und O_2-Konzentration einstellbar; Netzstrom- und Gaszufuhrunterbrechungen wie technische Gerätestörungen werden ebenfalls durch Alarm angezeigt; für zusätzliche Hinweise ist ein „Message"fenster vorhanden.

Die Bedienung des Respirators ist durch die spezielle Art der Drehknöpfe mit Doppelfunktion und der Beschriftung etwas ungewohnt, aber erlernbar. Aus ergonomischer Sicht sind die Anzeigen auf der Frontplatte aus einer Distanz von 80-100 cm gut lesbar.

Der Haltearm für das Patientenschlauchsystem kann auf beiden Seiten des Geräts angebracht werden. Eine Einrichtung zur direkten Handbeatmung ist nicht vorgesehen.

Die Außenmaße des Respirators betragen 52·42·43 cm bzw. 56·36·90 cm mit Fahrgestell, das Gewicht ca. 35 kg.

Wartung

Wartungsarbeiten, wie periodische Reinigung und Kalibrierung, können durch stationseigenes Personal gut vorgenommen werden, eine Gesamtwartung durch geschultes Servicepersonal wird jeweils nach 5000 Betriebsstunden bzw. einmal jährlich empfohlen.

Bewertung

Dieser relativ neue, mikroprozessorgesteuerte Respiratortyp ermöglicht alle heute gewünschten Beatmungsformen.

Positiv sind die durch elektronische Steuerung rasch und vielseitig erhältlichen Beatmungsmuster.

Noch nicht ausgereift erscheinen ergonomische und damit auch sicherheitstechnische Aspekte, wie die Drehknöpfe mit Doppelfunktion; ebenso sind die Möglichkeiten des Mikroprozessors noch nicht ausgeschöpft: raffinierteres Monitoring und Dokumentation von analogen und digitalen Parametern sollen erst in Vorbereitung sein.

Negativ zu werten sind die nicht klar voneinander zu trennenden Farbunterschiede einzelner Funktionen und das Fehlen einer Einrichtung zur direkten Handbeatmung.

Bewertungstabelle s. S. 206.

Ohmeda CPU 1

Allgemeine Funktionsbeschreibung

Der ATM/Ohmeda-Respirator (Modell CPU 1 ist ein mikroprozessor- und zeitgesteuertes Beatmungsgerät, welches aus 2 übereinandergeordneten Gehäusen besteht: Das obere Gehäuse enthält die elektronische Steuerung sowie die Leuchtzifferanzeigen auf der Frontplatte; im unteren Gehäuse befinden sich getrennt die pneumatischen Steuerelemente für die verschiedenen Beatmungsfunktionen mit den entsprechenden horizontal aufgesetzten Einstellknöpfen.

Gasfluß

Im pneumatischen Kreis wird das über einen extern angebrachten Mischer mit kontrollierter O_2-Konzentration gelieferte Gas zunächst druckreguliert (20 kPa). Nach diesem Druckregler sind 2 parallele Flußerzeugungssysteme angeordnet:
1) Für die kontrollierte Beatmung erfolgt eine Durchflußkontrolle und Regulation mit Erhaltung eines konstanten Flusses während der Inspiration.
2) Für alle spontanen Atmungsformen ist ein Demandventil zwischengeschaltet, über welches der Patient mit einem Durchfluß (0–200 l/min) proportional zur Inspirationsanstrengung (0,8–1,2 mbar ≙ 0,08–0,12 kPa) und unter Berücksichtigung des endexspiratorischen Druckes versorgt wird.

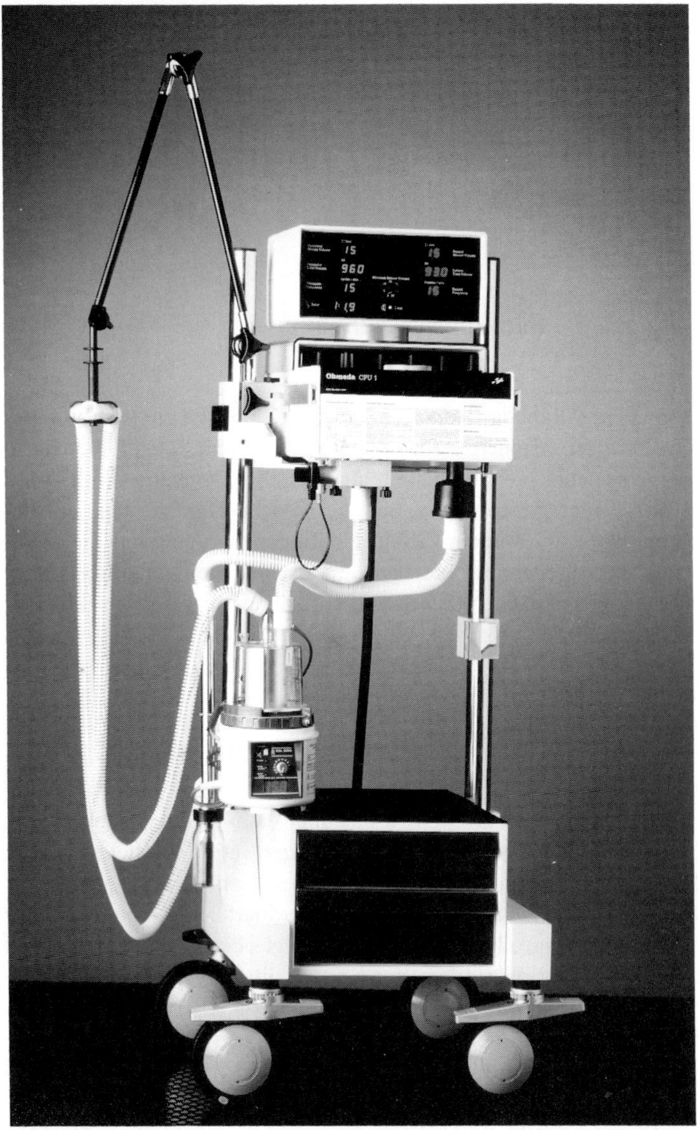
Ohmeda CPU 1

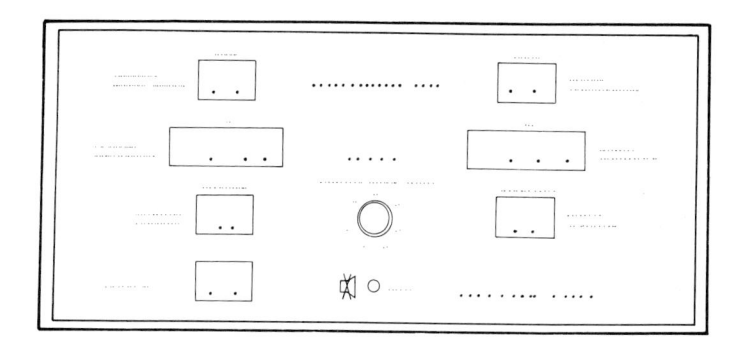

Nach diesen flußbestimmenden Vorrichtungen folgt ein Detektor, der einerseits ein synchronisierendes Signal für die Gaszufuhr abgibt, andererseits für das Feststellen einer eventuellen Apnoe benutzt wird. Nachgeschaltet ist eine Notluftöffnung, die es zur Spontanatmung fähigen Patienten ermöglicht, bei Respiratorausfall Zimmerluft zu atmen. Ein Triggerempfindlichkeitsventil öffnet gegen eine einstellbare magnetische Kraft bei den Betriebsarten SIMV und assistierte, druckgesteuerte Beatmung.

Als nächste Elemente im pneumatischen Kreis folgen ein mechanisches Sicherheitsventil (Maximaldruck 100 mbar = 10 kPa) und schließlich ein den Patienten vom Respirator trennender Bakterienfilter.

Im anschließenden Inspirationskreis zwischen Gerät und Patient sind ein beheizter Befeuchter und, wahlweise, ein Vernebler angeordnet; im Exspirationskreis: Exspirationsventil, Bedarfsventil für PEEP/CPAP und Flußsensor für das Monitoring.

Die mit dem Gerät möglichen Betriebsarten umfassen: kontrollierte Beatmung, SIMV, MMV, druckgesteuerte Beatmung, assistierte druckgesteuerte Beatmung und CPAP-Spontanatmung.

Die verschiedenen Bedienungselemente mit den entsprechenden horizontal auf dem unteren Gehäuse angeordneten Einstellknöpfen erlauben die Einstellung von:
- Inspirationszeit (0,3–3 s), inspiratorischer Pause (0–1 s) und Exspirationszeit (0,6–30 s),
- stufenlos einstellbarer Triggersensitivität (0–10 mbar = 0–1 kPa in Abhängigkeit zum eingestellten PEEP),

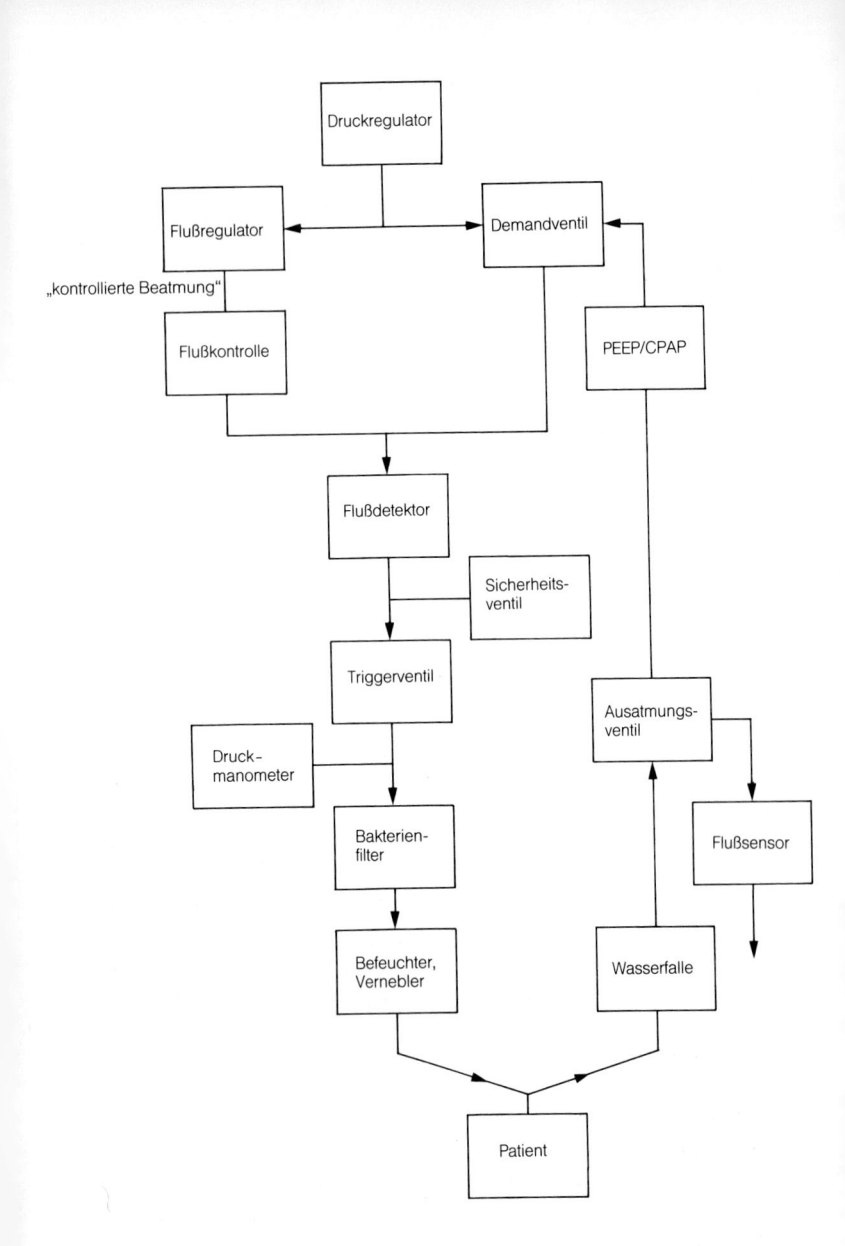

```
                    ┌──────────────┐
                    │ Druckregulator│
                    └──────┬───────┘
                           │
        ┌──────────────┐   │   ┌──────────────┐
        │ Flußregulator│◄──┴──►│ Demandventil │◄──┐
        └──────┬───────┘       └──────┬───────┘   │
„kontrollierte Beatmung"               │           │
        ┌──────┴───────┐       ┌──────┴───────┐   │
        │ Flußkontrolle│       │   PEEP/CPAP  │   │
        └──────┬───────┘       └──────────────┘   │
               │                                   │
               ▼                                   │
        ┌──────────────┐                           │
        │ Flußdetektor │                           │
        └──────┬───────┘   ┌──────────────┐        │
               │           │Sicherheits-  │        │
               ├───────────│ventil        │        │
               ▼           └──────────────┘        │
        ┌──────────────┐                           │
        │ Triggerventil│                           │
        └──────┬───────┘                           │
  ┌──────────┐ │                                   │
  │ Druck-   │ │                           ┌──────────────┐
  │manometer │─┤                           │ Ausatmungs-  │
  └──────────┘ │                           │ ventil       │
               ▼                           └──────┬───────┘
        ┌──────────────┐                          │
        │ Bakterien-   │                          │
        │ filter       │                   ┌──────────────┐
        └──────┬───────┘                   │ Flußsensor   │
               │                           └──────┬───────┘
               ▼                                  ▼
        ┌──────────────┐      ┌──────────────┐
        │ Befeuchter,  │      │ Wasserfalle  │
        │ Vernebler    │      └──────┬───────┘
        └──────┬───────┘             │
               └──────────┬──────────┘
                          ▼
                   ┌──────────────┐
                   │   Patient    │
                   └──────────────┘
```

- Inspirationsfluß (3-120 l/min),
- PEEP/CPAP (stufenlos einstellbar) 0-30 mbar (0-3 kPa),
- Seufzer (1 mal pro 100 Respiratorzyklen)

Verschiedene Flußmuster können nicht eingestellt werden, eine direkte Handbeatmung ist nicht vorgesehen.

Die Anzeigeinstrumente befinden sich auf der Vorderseite des oberen, drehbaren Gehäuses. Die Digitalanzeigen sind gruppiert nach den eingestellten Maschinenwerten (Atemminutenvolumen, Atemzugvolumen, Frequenz und Verhältnis I:E), den gleichen, effektiv am Patienten gemessenen Parametern und den Alarmen. Die 4 Maschinenwerte (gelb leuchtend) und die entsprechenden Patientenwerte (rot leuchtend) sind zum Vergleich ergonomisch günstig auf gleicher Höhe angebracht und aus Distanz gut sichtbar.

Monitoring, Alarme

Optische (z. T. blinkend) und akustische (vorübergehend ausschaltbare) Alarmsignale betreffen Betriebsausfall des Respirators, Apnoe, minimales Minutenvolumen und das Überschreiten von Druckgrenzen.

Seit kurzem steht ein ergänzender CPU-Monitor zur Verfügung, der als Zusatzgehäuse auf den Respirator aufgesetzt werden kann. In Form von Säulengraphiken, Kurven und Tabellen können auf einem Bildschirm Momentanwerte und Trends bei Atemwegsdruck, Atemminuten und Atemzugvolumen sowie exspiratorischem CO_2 dargestellt werden.

Die Bedienung des Respirators ist einfach und eindeutig; die durch Unterbringen in 2 verschiedenen Gehäusen erreichte Trennung von pneumatischem und elektronischem Teil mit entsprechend zugeordneten Einstellknöpfen bzw. Anzeigeinstrumenten erhöht die Bedienungssicherheit. Die Lesbarkeit in 80-100 cm Distanz ist gut.

Gasmischer und Haltearm für Patientenschlauchsystem können auf beiden Seiten des Geräts auf Schienen fixiert werden.

Das Gerät ist mit Außenmaßen von 34·45·50 cm (ohne Zusatzmotor) eher klein und nach Wunsch auf ein zugehöriges Fahrgestell montierbar.

Wartung

Wartungsarbeiten durch erfahrenes Servicepersonal sind alle 2500 Betriebsstunden vorzusehen; periodische Reinigung und Funktionsprüfung nach Wiedermontage sowie Eichung der Spirometrie sind durch das stationseigene Betriebspersonal gut möglich.

Bewertung

Das Gerät darf als relativ raffinierter „Kleinrespirator" betrachtet werden, die wesentlichsten Operation modes sind erfüllt.
Positiv sind die klare (auch räumliche) Trennung von pneumatischem und elektronischem Betriebsteil, die einfache Bedienbarkeit des Geräts, die unkomplizierte Darstellung der Datenanzeigen und die guten ergonomischen Ausführungen (drehbares Anzeigegehäuse, große Digitalzahlen, je nach Beatmungsmodus aktivierte Einstellknöpfe sind beleuchtet, räumliche und farbliche Trennung von Zahlengruppen unterschiedlicher Bedeutung, Patientenschlauchsystem und Gasmischer beidseitig anbringbar, Außenmaße). Ebenfalls positiv ist die modulare Ausbaumöglichkeit mit einer Monitoreinheit. Zudem ist das servicefreundliche Gerät relativ preisgünstig.
Die vorhandenen Betriebsarten „MMV" und „Seufzer" sind inzwischen weitgehend „aus der Mode gekommen".
Negativ sind das Fehlen einer Möglichkeit zur direkten Handbeatmung, etwas zu undifferenzierte Alarmanzeigen, die häufige und dann verwirrende Diskrepanz zwischen Anzeigen der Maschinen- und Patientenwerte, die noch ungenügend vorhandene Betriebsanleitung und die noch nicht überall gesichert erscheinende Serviceunterstützung.

Bewertungstabelle s. S. 208.

Penlon, Nuffield Anaesthesia Ventilator Series 200

Allgemeine Funktionsbeschreibung

Gasfluß

Der Nuffield-Ventilator 200 ist ein für die Anästhesie wie für Beatmungstransporte konzipiertes Gerät. Es ist handlich und übersichtlich gegliedert. Der Antrieb erfolgt pneumatisch, die innere Logik besteht aus Fluidicbausteinen. Der Vordruck zum Betrieb der Maschine sind 3-6 bar (0,3-0,6 kPa). Das Antriebsgas bestimmt das F_IO_2, d.h. will man mit regelbaren O_2-Konzentrationen arbeiten, so muß man das Gerät mit einem vorgeschalteten O_2-Mischgerät betreiben.

Der Nuffield-Ventilator ist ein zeitgesteuertes Beatmungsgerät mit regelbarem inspiratorischem Fluß. Das Gerät ist nur zur kontrollierten Beatmung konzipiert. Auf einer übersichtlichen Frontplatte sind alle Knöpfe und Regler mit den dazugehörigen Funktionen eindeutig beschriftet. Die linksseitig zu regelnde Inspirationszeit ist für 0,2-2 s ausgelegt. An der rechten Seite des Geräts befindet sich der Regler für die Exspirationszeit, der zwischen 0,5 und 6 s frei variiert werden kann. Ebenso rechts unten an der Frontplatte ist der inspiratorische Flußregler angebracht (0,25-1 l/s). Das rechts oben in der Frontplatte eingelassene Manometer gibt den Beatmungsdruck in cm H_2O im System an.

Die Atemfrequenz ergibt sich aus der Summe von In- und Exspirationszeit. Das Atemzugvolumen ist das Produkt aus inspiratorischem Fluß und Inspirationszeit, so daß sich Werte zwischen 50 und 2000 ml herstellen lassen.

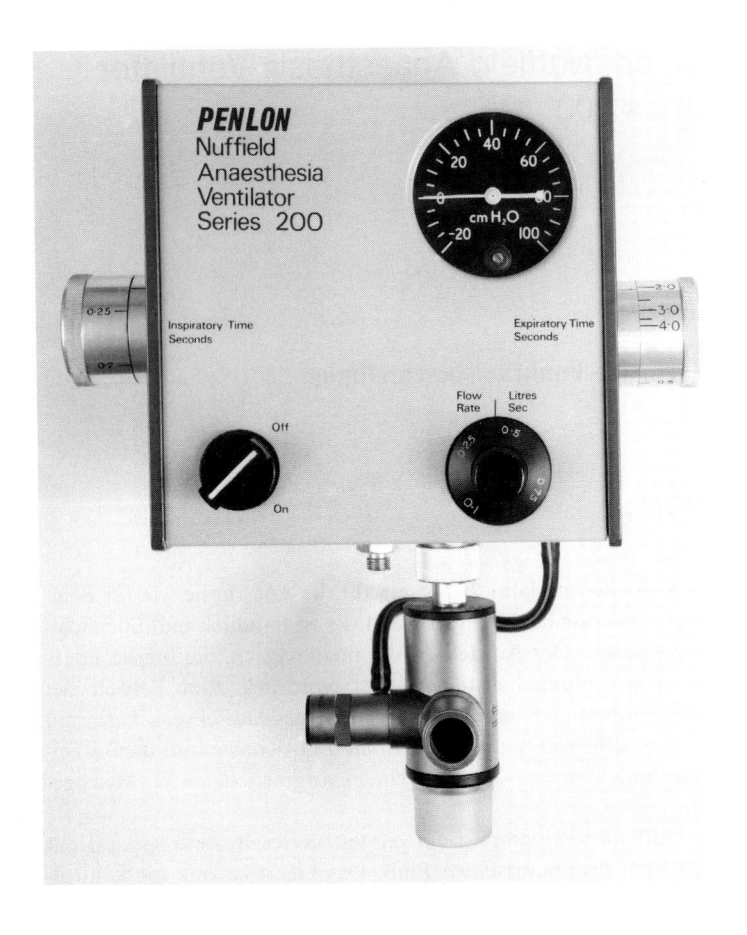

Die Maschine läßt aufgrund ihres Konzepts eine große Variationsbreite von völlig frei wählbaren Atemzeitverhältnissen zu.

An der Unterseite der Maschine befinden sich das Patientenein- und -ausatemventil, welches mit einer Überdrucksicherung ausgestattet ist. Diese Sicherung reagiert bei Drücken >60 mbar (6 kPa). Dieses Patientenventil ist voll autoklavierbar.

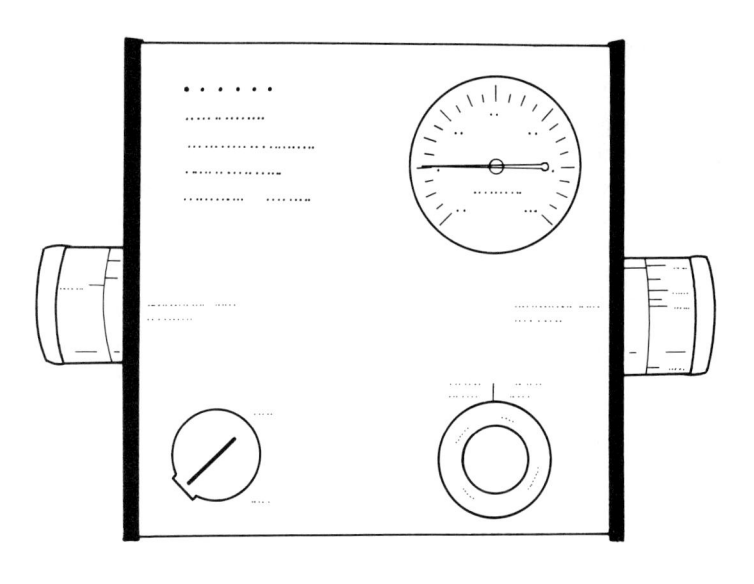

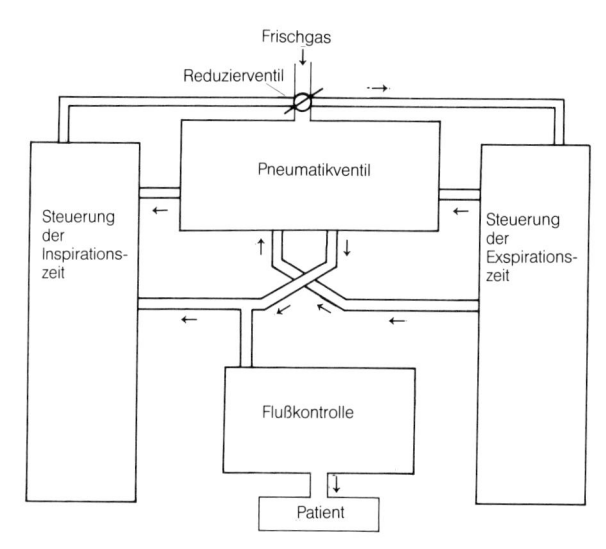

Frischgas
Reduzierventil
Pneumatikventil
Steuerung der Inspirationszeit
Steuerung der Exspirationszeit
Flußkontrolle
Patient

Wartung, Bewertung

Die Bedingungen zur kontrollierten Beatmung werden von diesem Respirator erfüllt. Die Maschine ist kompakt und als Transportrespirator geeignet. Der Respirator ist sehr wenig störanfällig, er arbeitet auch bei Vibrationsbeanspruchung (z. B. im Helikopter) einwandfrei. Die Arbeit mit dem Gerät ist einfach. Aufgrund der übersichtlich angeordneten Einstellknöpfe ist auch wenig geschultes Personal schnell mit der Bedienung des Geräts vertraut. Die Regelknöpfe haben eindeutige Funktionen. Die Lesbarkeit der Beschriftung ist aus 1 m Abstand zu klein. Eine Atemzugmessung fehlt, ist aber durch die Inspirationszeit und den inspiratorischen Fluß leicht errechenbar. Eine Möglichkeit zur Handbeatmung fehlt. Der Antriebsgasverbrauch zur Steuerung der Fluidicelemente ist relativ groß (ca. 200 ml/Atemzyklus). Die Betriebsgeräusche sind zu laut. Alarm- und Monitorsysteme fehlen. Der Respirator hat am Patientenventil eine fest eingestellte Überdrucksicherung bei 60 mbar (6 kPa). Das Patientenventil ist autoklavierbar, der Respirator selbst darf nur durch Abwischen desinfiziert werden. Ein O_2-Mischgerät fehlt, folglich kann nur mit Druckluft oder reinem O_2 beatmet werden. Als Option läßt sich ein O_2-Blender vorschalten.

Bewertungstabelle s. S. 210.

Siemens SV 900 C

Allgemeine Funktionsbeschreibung

Der *Siemens*-Servoventilator 900 C ist ein zeitgesteuerter volumenkonstanter Respirator; Arbeitsweise und Steuerung elektronisch. Zur Beschreibung der einzelnen Teilfunktionen läßt sich der Servoventilator analog zu seiner funktionellen Gliederung in 2 Einheiten unterteilen:
- pneumatische Einheit,
- elektronische Einheit.

Gasfluß

Aus der Gasquelle (wahlweise Hoch- oder Niederdruckeingang) wird der Atembalg in der Pneumatikeinheit des Servoventilators über ein bedarfsgesteuertes Ventil gespeist. Das Gas wird bei Überdruck durch ein Sicherheitsventil abgelassen. Der erforderliche Arbeitsdruck im Atembalg ist durch Veränderung der Federspannung einstellbar (0–120 mbar = 0–12 kPa; SV 900 B: 0–100 mbar = 0–10 kPa; SV 900 D: 0–120 mbar = 0–12 kPa). Die Einstellschraube befindet sich in der Mitte der Vorderseite der Pneumatikeinheit. Der eingestellte Druck (Arbeitsdruck) kann an einem Manometer abgelesen werden.
Der Faltenbalg dient als Reservoir und als Reduzierventil (Druck in Höhe des eingestellten Arbeitsdrucks).
Hieraus ergibt sich, daß während Inspiration kein momentaner

168

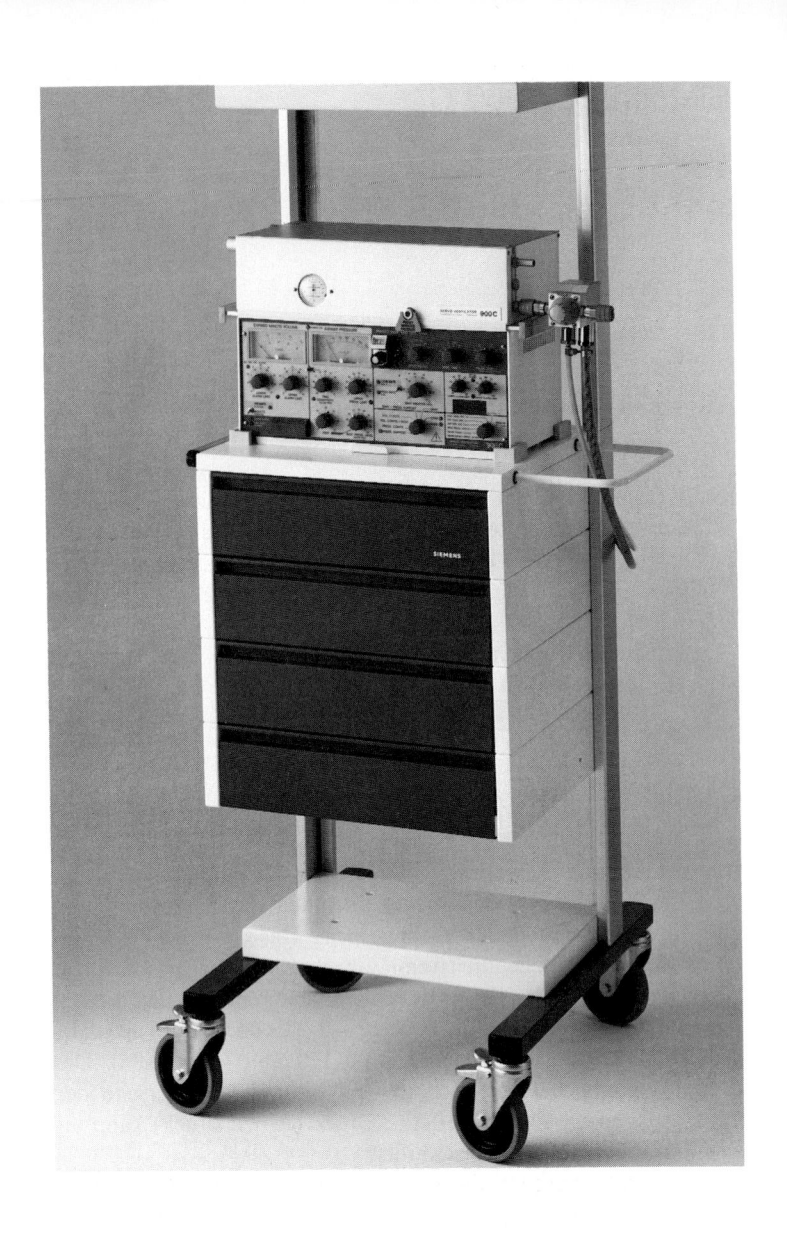

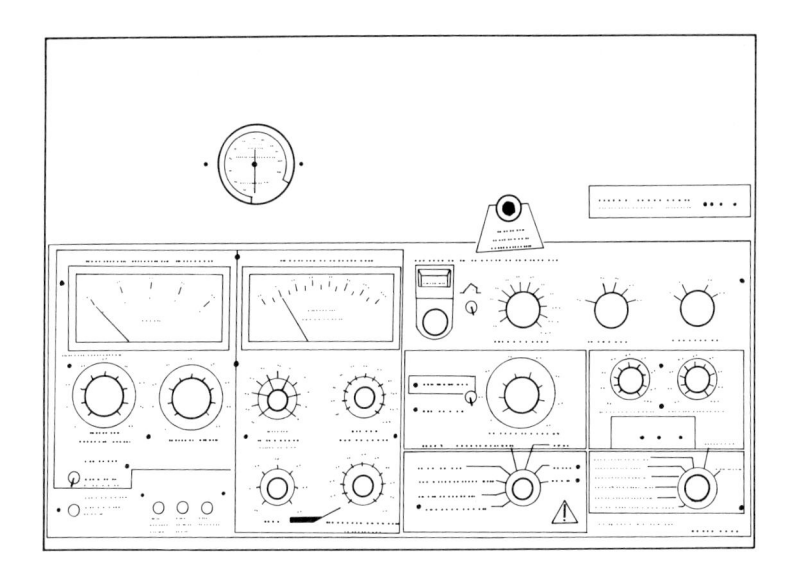

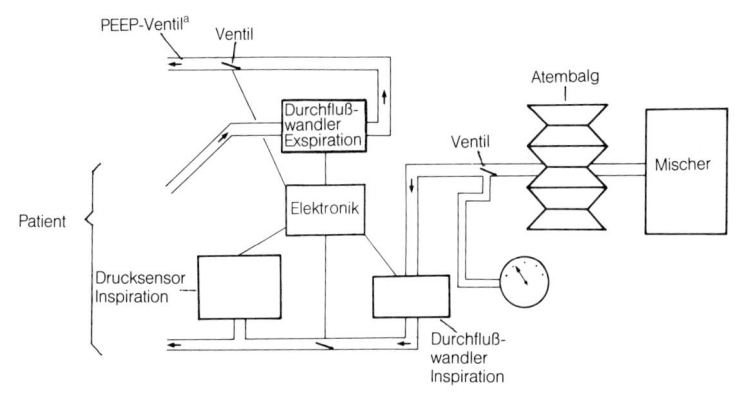

Gaszufluß aus der Gasquelle erforderlich ist und die Mischung von Gasen erfolgen kann.

In der Pneumatikeinheit sind Meß- und Regelsysteme eingebaut, die der elektronischen Steuerung und Regelung dienen. Die primäre Steuerung erfolgt mittels der Einstellknöpfe an der Vorderseite des unteren Teils (Elektronikeinheit). Das Atemgas strömt durch einen Durchflußwandler und ein elektronisch gesteuertes Inspirationsventil zum Patienten. Der Durchflußwandler (Sensor) ist über einen Regelkreis mit den Steuerknöpfen für das Atemminutenvolumen und die Atemfrequenz an der Vorderseite des Respirators (elektronische Einheit) elektronisch gekoppelt. Ist nach Ablauf der vorgegebenen Inspirationszeit ein gewünschtes Zugvolumen erreicht, wird der Fluß durch das genannte Klemmventil unterbrochen.

Sowohl die inspiratorischen als auch die exspiratorischen Ventile ermöglichen eine inspiratorische bzw. exspiratorische Steuerung. Das ausgeatmete Gas verläßt über einen weiteren Durchflußwandler und ein weiteres Klemmventil den Respirator. Dieser Durchflußwandler mißt das exspiratorische Volumen, welches separat angezeigt wird. Der inspiratorische Fluß wird in Abhängigkeit von Zeit, Volumen und Druckluft (je nach Beatmungssystem) geregelt. Dem Regler werden die elektrischen Signale durch den Funktionsgenerator (Zeit, Volumen und Druck, gewünschtes Flußmuster) und den Durchflußwandler im Inspirationsfluß zugeführt.

Die beiden Signale werden verglichen. Jede Abweichung voneinander führt zu einem Regelimpuls an das Servoventil. Hieraus resultiert eine Übereinstimmung zwischen eingestelltem und erbrachten Fluß- und Volumenmuster.

Die maximale endinspiratorische Pause („inflation hold") kann zwischen 0% und 20% für ein 5-s-Intervall (beim SV 900 C) eingestellt werden (SV 900 D: 10%).

Am Ende des Ausatmungsteils befindet sich ein exspiratorisches Klemmventil, mit dem über eine regelbare Öffnungsbegrenzung die Einstellung eines positiv endexspiratorischen Druckes bis zu 50 mbar (5 kPa) möglich ist (bis zu 50 mbar $\widehat{=}$ 5 kPa beim SV 900 D; bis zu 20 mbar $\widehat{=}$ 2 kPa beim SV 900 B). Beim SV 900 B ist bei Verwendung eines Auslaßrohrs mit einem Außendurchmesser von 28 mm das Aufstecken eines PEEP-Ventils möglich, das ein PEEP bis zu 50 mbar (5 kPa) erlaubt.

Der Respirator ermöglicht die Einstellung von unteren und oberen Alarmgrenzen für das exspiratorische Atemminutenvolumen und für den oberen Atemwegsdruck.

Die Bedienungselemente an der Vorderseite des Servoventilators können entsprechend ihrer räumlichen Anordnung in eine linke

Seite (Stellknöpfe zur Überwachung) und in eine rechte Seite (Stellknöpfe zur Einstellung des Respirators) unterteilt werden. Die räumliche Anordnung ist allerdings in 2 Fällen nicht ganz durchgängig: PEEP-Einstellknopf bei SV 900 B und Überwachungseinstellung zur O_2-Messung (Zuordnung zur Einstellmöglichkeit: Mischer). Das Atemzugvolumen ist stufenlos zwischen 0,5 und 30 l/min einstellbar (minimales Atemminutenvolumen bei assistierter, kontrollierter Beatmung), die Frequenz zwischen 6 und 60 Atemzügen/min bei SV 900 B, 5 und 120 Atemzügen/min bei SV 900 C und D. Aus Atemminutenvolumen und Frequenz ergibt sich das Atemzugvolumen. Einstellmöglichkeiten, Genauigkeit und die zeitliche Unterteilung des Atemzyklus wird durch die Einstellung der Inspiration bzw. der Pausendauer variiert.

Mittels eines Kippschalters kann zwischen akzelerierendem und konstantem Inspirationsfluß gewählt werden. Bei Anwahl der Seufzereinstellung wird mit jedem 100. Atemzug das doppelte Atemzugvolumen abgegeben (SV 900 D besitzt keine Seufzerfunktion). Eine Begrenzung des maximalen exspiratorischen Flusses ist nur beim SV 900 B vorhanden. Durch sie werden maximale Strömungsgeschwindigkeiten zu Beginn der Ausatmung verhindert.

Ein System zur Applikation von SIMV ist ebenfalls (mit Ausnahme des SV 900 D) in den Servoventilator integriert. Die SIMV-Steuerung wird durch Unterteilung der stufenlos einstellbaren SIMV-Frequenz erreicht.

Beim SV 900 C beträgt die SIMV-Frequenz 0,4-4 Atemzüge/min bzw. ist auf 4-40 Atemzüge/min umschaltbar; bei SV 900 B: 0,6-30 Atemzüge/min (f ½, f ⅕, f ⅒). Bei Einstellung von SIMV sollte die Triggerschwelle dem Einatmungsbemühen des Patienten angepaßt werden. Hierbei ist anzustreben, daß die Triggerschwelle möglichst nahe dem Unterdruck bei einem Spontanatemzug eingestellt wird. Die maximale Sensitivität beträgt bei den Geräten SV 900 C und D $-0,5$ bis -20 mbar ($-0,05$ bis -2 kPa) bei einer Antwortzeit von 0,04 s (SV 900 B: -1 bis -20 mbar $\widehat{=}$ $-0,1$ bis -2 kPa bei einer Antwortzeit von 0,08 s). Das gewählte Zugvolumen bei SIMV-Schaltung resultiert aus eingestelltem Atemminutenvolumen dividiert durch die eigentliche Grundfrequenz der Beatmung.

Monitoring, Alarme

Beatmungsdruck und exspiratorisches Atemminutenvolumen werden auf 2 Anzeigeninstrumenten angezeigt. Ein Über- bzw. Unterschreiten der entsprechenden Alarmgrenzen für das exspiratorische Atemminutenvolumen löst ein optisches und akustisches Warnsignal aus.
Der Atemwegsdruck läßt sich zwischen 15 und 120 mbar (1,5 und 12 kPa) begrenzen. Bei Erreichen der eingestellten Druckgrenze erscheint ein akustisches und optisches Warnsignal. Gleichzeitig schaltet das Gerät in die Exspiration um.
Bei dem Gasmischer handelt es sich um externe Mischertypen mit Schnellkupplung.
Über den Niederdruckeingang kann dem Servoventilator über einen Rotameterblock (Flowmeter) wahlweise gemischtes Gas zugeführt werden. Die den Servoventilatoren 900 C und D angeschlossene Handbeatmung gestattet durch Umschalten eines Bedienelements an der Frontplatte des Respirators einen sofortigen Einsatz. Die Höhe des Frischgaszuflusses wird jetzt durch die Minutenvolumenstellschraube bestimmt.
Die dem Servoventilator 900 B angeschlossene Handbeatmung gestattet ebenso durch Umschalten eines Einstellknopfs den sofortigen Einsatz. Die Höhe des Frischgaszuflusses wird durch einen weiteren kleinen Einstellknopf mit grober ungefährer Mengenangabe geregelt. Beim Austausch der Beatmungsschläuche gegen kleinlumigere zur Beatmung von Säuglingen und Kleinkindern müssen Adapter verwendet werden. Das Anbringen der Befeuchtereinheit ist nur auf einer Seite des Respirators möglich. An den seitlichen Halterungsschienen können die meisten auf dem Markt erhältlichen Sekretabsaugvorrichtungen befestigt werden.
Das Monitoring der inspiratorischen und exspiratorischen Zugvolumina und des exspiratorischen Minutenvolumens erfolgt bei SV 900 C und bei SV 900 D digital (SV 900 B analog). Spitzendruck, Mitteldruck, Pausendruck und Atemfrequenz sind ebenso wie die Anzeige der inspiratorischen O_2-Konzentration digital ablesbar (SV 900 B bietet für den Atemwegsdruck und den Pausendruck eine Analoganzeige).

Auf der Rückseite des Ventilators befinden sich Ausgänge, an denen die Signale für Druck und Fluß abgegriffen werden können.
Der Diskonnektionsalarm („leckage") erfolgt über die Überwachung und den Alarm des exspiratorischen Atemminutenvolumens.
Die Sicherheit gegen O_2-Mangel ist über einen nicht abschaltbaren O_2-Mangelalarm gewährleistet, der an den Mischer gebunden ist. Zusätzlich ist bei SV 900 C und bei SV 900 D ein Alarm im Bereich von 0-100% für die inspiratorische O_2-Konzentration einschaltbar (SV 900 B: Grenzwertüberwachung des F_IO_2 nur über Zusatzgerät).
Die Bedienung des Respirators ist eindeutig, direkt aktionsbezogen und auch durch externen Signalinput unabhängig zugänglich. Die Lesbarkeit auf eine Distanz von 80-100 cm ist gut. Alarme sind optisch und akustisch vorhanden. Es besteht eine klare Trennung von Steuerung und Pneumatik. Die Überwachung ist eindeutig; das Vorkommen von Mehrfachalarmen ist allerdings nicht zu vermeiden. Die auslösende Alarmursache kann nicht ohne weiteres von Folgealarmen abgegrenzt werden.
Die Größe des Respirators beträgt 50·23·32 cm, das Gewicht 18 kg.

Wartung

Als Servicearbeit (durch Betriebspersonal möglich) ist der Austausch von Bakterienfiltern und Verschleißteilen nach 1000 Betriebsstunden durchzuführen. Verträge über Betriebswartung und Inspektion - 2mal jährlich - können laut Medizingeräteverordnung empfohlen werden. Darüber hinaus besteht die Möglichkeit einer Schulung und Einweisung durch die Firma; umfangreiches Schulungsmaterial ist vorhanden.
Wiederkehrende sicherheitstechnische Überprüfungen einschließlich der Betriebswartung kosten ca. DM 450,- (ohne Material). Die Frontplattenbeschriftung ist in 6 Sprachen verfügbar. An zusätzlichen Ausrüstungen stehen Vaporizer, Mischer, Rotameter und in Planung auch Kreissysteme und CO_2-Absorber zur Verfügung.

Die Flowtransducer müssen in 70%igem Äthanol, andere Teile in Desinfektionslösung gereinigt werden. Danach wird bei maximal 150 °C autoklaviert.
Eine Wartung des Geräts sollte alle 6 Monate bzw. 2mal im Jahr durchgeführt werden. Nach 1000 Betriebsstunden werden eine vollständige Reinigung, Ersetzen von Verschleißteilen und Kalibrieren des Ventilators (durch Betriebspersonal jederzeit auszuführen) empfohlen. Die empfohlenen Reinigungen und Wartungsintervalle entsprechen den heutigen Möglichkeiten und sind als Voraussetzung einer Sicherheitsgarantie unentbehrlich.

Bewertung (SV 900 C)

Die an einen Respirator gestellten Anforderungen werden vom Servoventilator 900 C im wesentlichen erfüllt. Er ermöglicht alle wesentlichen Betriebsarten bei geringer Ausfallquote. Die jetzige Vorrichtung zur Handbeatmung ist beim SV 900 B etwas unübersichtlich in der Bedienung und bedarf zu vieler (2) Veränderungen der Einstellknöpfe. Eine Modifizierung ist vom Hersteller für den SV 900 B vorgesehen. Die neue Handbeatmung für SV 900 C und D mit Einknopfbedienung ist ab 1987 lieferbar. Bei ausgeschaltetem Respirator ist die Handbeatmung nicht einsetzbar.
Die Leistung der manuellen Beatmung ist ausreichend. Als günstig erweist sich, daß bei eingeschaltetem Respirator das Monitoringsystem und die Alarmfunktionen bei Handbeatmung erhalten bleiben.
Lobenswert ist, daß man den Servoventilator auch sehr gut in der Funktion eines sog. Transportrespirators einsetzen kann (z.B. Transport von Patienten mit ARDS innerhalb der Klinik). Hierbei erweist sich sein Gewicht von nur 18 kg als günstig. Er beansprucht wenig Platz und bedarf nur einer außerordentlich geringen Energiequelle (nur 40 W). Die an ihn anschließbare Power-pack-Einheit 160 ermöglicht eine einwandfreie Funktion des SV 900 C während des Transports. Das Gewicht der Power-pack-Einheit beträgt 9 kg ohne Batterien.

Zusätzlich muß eine 3-l-Druckluft- und/oder eine 3-l-O_2-Flasche am Mischer angeschlossen werden; der zursätzliche Gasverbrauch ist außerordentlich gering. Er entspricht dem eingestellten Minutenvolumen, wenn der *Siemens*-Mischer 961 verwendet wird. Eine spezielle Flaschenvorrichtung genügt als Reserveeinheit. Als vorteilhaft erweist sich, daß immer gleiche Grundkomponenten durch eine zusätzliche Ausrüstung erweitert werden können (Lungenwertrechner 930, CO_2-Analyzer 930). Die Einstellbereiche des Servoventilators entsprechen den heutigen Anforderungen. Die direkte Einstellung des Atemzugvolumens ist leider nicht möglich. Sie wird allein wegen der Bedeutung dieser Größe für die Behandlung des ateminsuffizienten Patienten als wünschenswert betrachtet.

Für die geforderten Alarmsysteme und das Monitoring fehlt beim SV 900 B die Anzeige und Überwachung der inspiratorischen O_2-Konzentration, wie sie beim SV 900 C und D in das System integriert ist. Für den SV 900 B müssen Zusatzgeräte bzw. Erweiterungen vorgenommen werden.

Die Anzeige des inspiratorischen Zugvolumens beim SV 900 B wird vermißt, die von Compliance und endexspiratorischer CO_2-Konzentration ist bei allen 3 Gerätetypen mit zusätzlicher Einheit möglich, erlaubt aber keine Einstellung von Alarmgrenzen. Fluß- und Druckkurven sind mit Zusatzeinrichtungen (Monitoringsystem, Schreiber) darstellbar.

Die Schnittstellenanschlußmöglichkeiten der Geräte SV 900 C und D entsprechen den heutigen Standards. Hervorzuheben ist, daß IBM-PC-kompatible Interfaces zur Verfügung stehen. Damit sind Ansätze für eine computergestützte Ventilation (CAV, „computeraided ventilation") gegeben. Die schnell veränderlichen Größen Fluß und Druck können auf jedem beliebigen Oszilloskop dargestellt werden. Die Präsentation der Digitalwerte beim SV 900 C und D sind auf dem Sirecust 404 mit Ventilationseinschub möglich.

Die Lesbarkeit der Beschriftung ist auch in einer Distanz von 80–100 cm ohne Mühe möglich.

Der Servoventilator ist von seinen Maßen her gesehen ein relativ kleiner Respirator.

Unter ergonomischen Gesichtspunkten muß kritisiert werden, daß der früher serienmäßig zum Servoventilator 900 angebotene Stellwagen zu niedrig und instabil ist (Stolpern über am Boden liegende

Versorgungsleitungen). Der jetzt standardmäßig angebotene Stellwagen (Cart 100) entspricht den gewünschten Anforderungen. Besonders hervorzuhebene Vorteile des Cart-100-Systems sind eine höher gelegene Abstellfläche für den Servoventilator mit besserer Sicht auf das Bedienungsfeld.

Der Respirator ist klein und handlich genug, um in greifbarer Nähe aufgestellt werden zu können. Durch diese Handlichkeit eignet er sich besonders zur seitengetrennten Ventilation mittels zweier Respiratoren.

Ein Leck im Patientensystem wird durch den Minutenvolumenalarm erkannt. Aus Sicherheitsgründen ist der Respirator bei O_2-Mangel nicht betriebsbereit. Es wird ein nichtabschaltbarer optischer, aber akustisch unterbrechbarer Alarm ausgelöst. Beim Einsatz des Mischers 960 ist ein weiterer Betrieb mit Druckluft möglich.

Die Rückmeldungen sind unzureichend, insbesondere führen ähnliche akustische Alarme zu Verwechslungen. Die angebotenen Unterschiede sowohl der optischen als auch der akustischen Alarmsignale sind unzureichend.

Insbesondere wird in diesem Zusammenhang eine eindeutige Unterscheidung von auslösender Alarmursache und Folgealarmen beim Auftreten von Mehrfachalarmen vermißt.

Vorteilhaft ist die Trennung der räumlichen Anordnung von Überwachung und Steuerung an der Vorderseite der elektronischen Einheit des Respirators. Dies könnte z. B. durch Farbsymbole verdeutlicht werden.

Hinsichtlich des Einsatzgebiets der verschiedenen Servoventilatoren ist folgendes anzufügen:

Der Servoventilator 900 B ist seit 2 Jahren ausverkauft. Die im Betrieb befindlichen Geräte eigenen sich ausgezeichnet zur Langzeitbeatmung von Patienten.

Der Servoventilator 900 C stellt in einigen Punkten eine Verbesserung gegenüber dem B-Modell dar. Primär einzusetzen ist er aufgrund seiner sehr differenzierten Bedienungselemente und Überwachungsmöglichkeiten auf der Intensivpflegestation sowie in der Langzeitbeatmung.

Der SV 900 D eignet sich ebenso wie der SV 900 C zur Langzeitbeatmung. Er bietet allerdings nicht alle heute möglichen Betriebsarten an. Es ist durchaus vorstellbar, daß der SV 900 D als einfacheres Grundmodell Verwendung findet, wohingegen der SV 900 C den Bedarf nach differenzierteren Betriebsarten abdeckt. Zusätzlich ist der SV 900 D als Narkoserespirator vorgesehen.

Bewertungstabellen s. S. 212 (SV 900 B), S. 214 (SV 900 C), und S. 216 (SV 900 D).

Tabellarischer Vergleich der Siemens-Geräte SV 900

	900 B	900 C	900 D
Zeitgesteuertes volumenkonstantes Beatmungsgerät	x	x	x
Gasanschluß	Beatmung: Sauerstoff, Druckluft Narkose: Sauerstoff, Druckluft, Lachgas		
Netzanschluß	220 V, 50 Hz		
Arbeitsdruck (Betriebsdruck)	100 mbar (10 kPa)	120 mbar (12 kPa)	
Beatmungsfrequenz (Atemzüge/min)	bis 60	bis 120	
Inspirationsdauer	15/20/25/30/33%	20/25/33/50/67/80%	25/33/50%
Pausendauer	0/5/10/15/20%	0/5/10/20/30%	10%
„Inversed ratio"		x	
Inspirationsminutenvolumen (l)	0,5–25	0,5–40	
Begrenzung der maximalen exspiratorischen Strömung	x		
Volumenkontrollierte Beatmung	x	x	x
Volumenkontrollierte assistierte Beatmung	x	x	x
Volumenkontrollierte und Seufzerbeatmung		x	
Druckkontrollierte Beatmung		x	

	900 B	900 C	900 D
Druckunterstützte Beatmung		x	x
SIMV	x	x	
SIMV-Frequenz	f/2, f/5, f/10	0,4-4 Atemzüge/min 4-40 Atemzüge/min	
SIMV und Druckunterstützung		x	
CPAP	x	x	
Seufzerfunktion	x	x	x
Manuelle Beatmung	x	x	x
Überwachung des exspiratorischen Minutenvolumens	x	x	x
Überwachung Beatmungsdruck	x	x	x
Apnoealarm		x	x
Gasversorgungsalarm		x	x
Inspirationsdauer, Halt		x	x
Exspirationspause, Halt		x	x
Gaswechsel		x	x
PEEP	mechanisch 0-20 mbar (0-2 kPa) oder 0-50 mbar (0-5 kPa)	elektronisch −10 bis 50 mbar (−1 bis 5 kPa)	
Triggerempfindlichkeit mbar ($\hat{=}$ kPa)	−20 bis +40 (−2 bis +4)	0 bis −20 (0 bis −2)	
Analoganzeige exspiratorisches Minutenvolumen mit Überwachung (Grenzwerte)	x	x	x

	900 B	900 C	900 D
Analoganzeige Beatmungsdruck mit Überwachung/ Druckbegrenzung	x	x	x
Digitalanzeige Beatmungsfrequenz		x	x
Digitalanzeige O_2-Konzentration mit Überwachung (Grenzwerte)		x	x
Digitalanzeige Inspirationstidalvolumen		x	x
Digitalanzeige Exspirationstidalvolumen		x	x
Digitalanzeige Exspirationsminutenvolumen		x	x
Digitalanzeige Spitzendruck		x	x
Digitalanzeige Pausendruck		x	x
Digitalanzeige Mitteldruck		x	x
Narkoseanschluß Anästhesiegasverdampfer und -zerstäuber	nachrüstbar x	nachrüstbar x	x
Anschluß Dreigasmischer (O_2/N_2O-O_2-Druckluft)	x	x	x
Analogausgänge für Druck-Fluß-Kurven zur Registrierung (Scopedarstellung)	x	x	x
Anschluß „Computer-aided ventilation" (SCM 990)		x	x

	900 B	900 C	900 D
Seitengetrennte Beatmung		x	x

Anhang
Bewertungstabellen

Fabrikat/Typ	Bennett MA 1 B
Einführungsjahr	1971
Listenpreis (Jahr)	
MedGV 86	ja
Noch im Handel	nein
Gesamteindruck[a]	befriedigend
Anwendungsbereich	
Patientenalter	ab 1 Jahr
Stationsgerät	ja
Transportgerät	nein
Umschaltung auf manuelle Beatmung	ja (Verabreichung des eingestellten Volumens durch Knopfdruck)
Langzeitbeatmung	ja
Ausstattung/Einstellmöglichkeiten	
Steuerung	Volumen
Inspiratorischer Fluß (l/min)	15–100
Atemzugvolumen (ml)	0–2200
Atemminutenvolumen (l/min)	(ohne Angabe)
Beatmungsfrequenz (/min)	6–60
Atemzyklus	variabel
PEEP (mbar) ($\widehat{=}$ kPa)	0–15 (0–1,5)
SIMV	nein
MMV	nein
CPAP (mbar) ($\widehat{=}$ kPa)	nein
Demand-flow-Sensitivität (mbar) ($\widehat{=}$ kPa)	entfällt
Assistierte Beatmung, Trigger (mbar) ($\widehat{=}$ kPa)	bis −0,1 (−0,01)
Inspiratorische Atemhilfe (ASB, IHS, EMMV etc.)	nein
Arbeitsdruck (mbar) ($\widehat{=}$ kPa)	
O_2-Konzentration	stufenlos einstellbar

Monitoring (M)/Alarmanzeigen (A)

	M	A
F_IO_2		+
Atemzugvolumen	−	+ (E)
Atemminutenvolumen	−	−
Atemwegsspitzendruck	+ (I)	+
Atemmitteldruck	−	−
Plateaudruck	−	−
PEEP	−	−
Atemfrequenz	−	−
Fluß (I/E)	−	−
Compliance	−	−
Resistance	−	−
Endexspiratorische CO_2-Messung	−	−
Schnittstellen	nein	

Ergonomische Aspekte	Beurteilung
Bedienung[b]	leicht
Lesbarkeit[c]	gut
Geräuschentwicklung[d]	laut
Handlichkeit	nein
Reparaturanfälligkeit[e]	selten
Schulungsmöglichkeit	ja
Wartung	2mal/Jahr

* Bewertungs-/Beurteilungskategorien:
[a] Gesamteindruck: sehr gut/gut/befriedigend/unzureichend
[b] Bedienung: leicht/umständlich
[c] Lesbarkeit: gut/schlecht
[d] Geräuschentwicklung: leise/mittel/laut
[e] Reparaturanfälligkeit: häufig/mittel/selten

Fabrikat/Typ	Bennett MA 2 B
Einführungsjahr	1978
Listenpreis (1986)	ca. DM 35 500
MedGV 86	ja
Noch im Handel	nein
Gesamteindruck[a]	befriedigend
Anwendungsbereich	
Patientenalter	ab 5 Jahre
Stationsgerät	ja
Transportgerät	nein
Umschaltung auf manuelle Beatmung	ja Verabreichung des eingestellten Volumens durch Knopfdruck)
Langzeitbeatmung	ja
Ausstattung/Einstellmöglichkeiten	
Steuerung	Volumen
Inspiratorischer Fluß (l/min)	20-125
Atemzugvolumen (ml)	300-2200
Atemminutenvolumen (l/min)	(ohne Angabe)
Beatmungsfrequenz (/min)	
Atemzyklus	variabel
PEEP (mbar) ($\hat{=}$ kPa)	0-45 (0-4,5)
SIMV	ja
MMV	nein
CPAP (mbar) ($\hat{=}$ kPa)	bis 45 (bis 4,5)
Demand-flow-Sensitivität (mbar) ($\hat{=}$ kPa)	$-0,5$ bis -20
Assistierte Beatmung, Trigger (mbar) ($\hat{=}$ kPa)	$-0,5$ bis -20 ($-0,05$ bis -2)
Inspiratorische Atemhilfe (ASB, IHS, EMMV etc.)	nein
Arbeitsdruck (mbar) ($\hat{=}$ kPa)	
O_2-Konzentration	stufenlos einstellbar

Monitoring (M)/Alarmanzeigen (A)

	M	A
F_IO_2	+	+
Atemzugvolumen	−	+ (E)
Atemminutenvolumen	−	−
Atemwegsspitzendruck	+	+
Atemmitteldruck	−	−
Plateaudruck	−	−
PEEP	+	−
Atemfrequenz	+	+
Fluß (I/E)	−	−
Compliance	−	−
Resistance	−	−
Endexspiratorische CO_2-Messung	−	−
Schnittstellen	\multicolumn{2}{c}{nein}

Ergonomische Aspekte	Beurteilung
Bedienung[b]	leicht
Lesbarkeit[c]	gut
Geräuschentwicklung[d]	laut
Handlichkeit	nein
Reparaturanfälligkeit[e]	selten
Schulungsmöglichkeit	ja
Wartung	2mal/Jahr

* Bewertungs-/Beurteilungskategorien:
[a] Gesamteindruck: sehr gut/gut/befriedigend/unzureichend
[b] Bedienung: leicht/umständlich
[c] Lesbarkeit: gut/schlecht
[d] Geräuschentwicklung: leise/mittel/laut
[e] Reparaturanfälligkeit: häufig/mittel/selten

Fabrikat/Typ	Bennett 7200, 7200a
Einführungsjahr	1983
Listenpreis (April 1986)	ca. DM 46000
MedGV 86	ja
Noch im Handel	ja
Gesamteindruck[a]	sehr gut
Anwendungsbereich	
Patientenalter	ab 3 Jahre
Stationsgerät	ja
Transportgerät	nein
Umschaltung auf manuelle Beatmung	nein
Langzeitbeatmung	ja
Ausstattung/Einstellmöglichkeiten	
Steuerung	Zeit
Inspiratorischer Fluß (l/min)	10-120
Atemzugvolumen (ml)	100-2500
Atemminutenvolumen (l/min)	0-60
Beatmungsfrequenz (/min)	0,5-70
Atemzyklus	variabel
PEEP (mbar) ($\hat{=}$ kPa)	0-45 (0-4,5)
SIMV	ja
MMV	nein
CPAP (mbar) ($\hat{=}$ kPa)	bis 45 (bis 4,5)
Demand-flow-Sensitivität (mbar) ($\hat{=}$ kPa)	$-0,5$ bis -20 ($-0,05$ bis -2)
Assistierte Beatmung, Trigger (mbar) ($\hat{=}$ kPa)	$-0,5$ bis -20 ($-0,05$ bis -2)
Inspiratorische Atemhilfe (ASB, IHS, EMMV etc.) (mbar) ($\hat{=}$ kPa)	0-30 (0-3)
Arbeitsdruck (mbar) ($\hat{=}$ kPa)	bis 120 (12) variabel
O_2-Konzentration	stufenlos einstellbar

Monitoring (M)/Alarmanzeigen (A)

	M	A
F_iO_2	−[1]	−
Atemzugvolumen	+	+
Atemminutenvolumen	+	+
Atemwegsspitzendruck	+	+
Atemmitteldruck	+	+
Plateaudruck	+	−
PEEP	+	+
Atemfrequenz	+	+
Fluß (I/E)	+	−
Compliance	+	−
Resistance	−	−
Endexspiratorische CO_2-Messung	−[1]	−
Schnittstellen	RS 232 (optional)	

Ergonomische Aspekte	Beurteilung
Bedienung[b]	umständlich
Lesbarkeit[c]	gut
Geräuschentwicklung[d]	leise
Handlichkeit	nein
Reparaturanfälligkeit[e]	selten
Schulungsmöglichkeit	ja
Wartung	alle 6 Monate (nach 3000 Betriebsstunden)

* Bewertungs-/Beurteilungskategorien:
[a] Gesamteindruck: sehr gut/gut/befriedigend/unzureichend
[b] Bedienung: leicht/umständlich
[c] Lesbarkeit: gut/schlecht
[d] Geräuschentwicklung: leise/mittel/laut
[e] Reparaturanfälligkeit: häufig/mittel/selten

---

[1] Nur über Zusatzeinrichtung.

Fabrikat/Typ	Bird Mark 7
Einführungsjahr	1970
Listenpreis (Jahr)	ca. DM 5450
MedGV 86	Altgerät
Noch im Handel	ja
Gesamteindruck[a]	unzureichend
Anwendungsbereich	
Patientenalter	ab 5 Jahre
Stationsgerät	ja
Transportgerät	ja
Umschaltung auf manuelle Beatmung	ja
Langzeitbeatmung	nein
Ausstattung/Einstellmöglichkeiten	
Steuerung	Druck
Inspiratorischer Fluß (l/min)	45
Atemzugvolumen (ml)	–
Atemminutenvolumen (l/min)	–
Beatmungsfrequenz (/min)	2–60
Atemzyklus	variabel
PEEP (mbar) ($\triangleq$ kPa)	–
SIMV	nein
MMV	nein
CPAP (mbar) ($\triangleq$ kPa)	nein
Demand-flow-Sensitivität (mbar) ($\triangleq$ kPa)	nein
Assistierte Beatmung, Trigger (mbar) ($\triangleq$ kPa)	0 bis −10 (0 bis −1)
Inspiratorische Atemhilfe (ASB, IHS, EMMV etc.)	nein
Arbeitsdruck (mbar) ($\triangleq$ kPa)	variabel bis 59 (5,9 kPa)
O_2-Konzentration	–

Monitoring (M)/Alarmanzeigen (A)

	M	A
F_iO_2	–	–
Atemzugvolumen	–	–
Atemminutenvolumen	–	–
Atemwegsspitzendruck	+[1]	–
Atemmitteldruck	–	–
Plateaudruck	–	–
PEEP	–	–
Atemfrequenz	–	–
Fluß (I/E)	–	–
Compliance	–	–
Resistance	–	–
Endexspiratorische CO_2-Messung	–	–
Schnittstellen	\multicolumn{2}{c}{nein}

Ergonomische Aspekte	Beurteilung
Bedienung[b]	umständlich
Lesbarkeit[c]	gut
Geräuschentwicklung[d]	laut
Handlichkeit	ja
Reparaturanfälligkeit[e]	selten
Schulungsmöglichkeit	ja
Wartung	

* Bewertungs-/Beurteilungskategorien:
[a] Gesamteindruck: sehr gut/gut/befriedigend/unzureichend
[b] Bedienung: leicht/umständlich
[c] Lesbarkeit: gut/schlecht
[d] Geräuschentwicklung: leise/mittel/laut
[e] Reparaturanfälligkeit: häufig/mittel/selten

---

[1] Manometer.

Fabrikat/Typ	Dräger EV-A
Einführungsjahr	1983
Listenpreis (Oktober 1986)	ca. DM 64000
MedGV 86	ja
Noch im Handel	ja
Gesamteindruck[a]	sehr gut
Anwendungsbereich	
Patientenalter oder KG	ab 15 kg
Stationsgerät	ja
Transportgerät	nein
Umschaltung auf manuelle Beatmung	ja (manuelle Beatmung jederzeit ohne Umschaltung möglich)
Langzeitbeatmung	ja
Ausstattung/Einstellmöglichkeiten	
Steuerung	Zeit
Inspiratorischer Fluß (l/min)	10–120
Atemzugvolumen (ml)	100–2000
Atemminutenvolumen (l/min)	maximal 35
Beatmungsfrequenz (/min)	0,5–5–60
Atemzyklus	variabel
PEEP (mbar) ($\triangleq$ kPa)	0–35 (0–3,5)
SIMV	ja
MMV	ja
CPAP (mbar) ($\triangleq$ kPa)	bis 35 (bis 3,5)
Demand-flow-Sensitivität (mbar) ($\triangleq$ kPa)	bis −0,2 (bis −0,02)
Assistierte Beatmung, Trigger (mbar) ($\triangleq$ kPa)	−0,5 bis −5 (−0,05 bis −0,5)
Inspiratorische Atemhilfe (ASB, IHS, EMMV etc.) (mbar) ($\triangleq$ kPa)	0 bis 35 (0 bis 3,5)
Arbeitsdruck (mbar) ($\triangleq$ kPa)	10–100 (1–10) variabel
O_2-Konzentration	stufenlos einstellbar

Monitoring (M)/Alarmanzeigen (A)

	M	A
F_IO_2	+	+
Atemzugvolumen	+ (E)	−
Atemminutenvolumen	+	+
Atemwegsspitzendruck	+	+
Atemmitteldruck	+	−
Plateaudruck	+	−
PEEP	+	−
Atemfrequenz	+	−
Fluß (I/E)	+	−
Compliance	+	−
Resistance	+	−
Endexspiratorische CO_2-Messung	+	−
Schnittstellen	RS 232C; DW-Bus	

Ergonomische Aspekte	Beurteilung
Bedienung[b]	leicht
Lesbarkeit[c]	gut
Geräuschentwicklung[d]	leise
Handlichkeit	nein
Reparaturanfälligkeit[e]	mittel
Schulungsmöglichkeit	ja
Wartung	alle 6 Monate

* Bewertungs-/Beurteilungskategorien:
[a] Gesamteindruck: sehr gut/gut/befriedigend/unzureichend
[b] Bedienung: leicht/umständlich
[c] Lesbarkeit: gut/schlecht
[d] Geräuschentwicklung: leise/mittel/laut
[e] Reparaturanfälligkeit: häufig/mittel/selten

Fabrikat/Typ	Dräger UV 1
Einführungsjahr	1978
Listenpreis (März 1986)	ca. DM 26 500
MedGV 86	ja
Noch im Handel	ja
Gesamteindruck[a]	befriedigend
Anwendungsbereich	
Patientenalter	ab 1 Jahr
Stationsgerät	ja
Transportgerät	nein
Umschaltung auf manuelle Beatmung	ja
Langzeitbeatmung	ja
Ausstattung/Einstellmöglichkeiten	
Steuerung	Zeit
Inspiratorischer Fluß (l/min)	10–120
Atemzugvolumen (ml)	20–1600
Atemminutenvolumen (l/min)	maximal 30
Beatmungsfrequenz (/min)	7–70
Atemzyklus	variabel
PEEP (mbar) ($\widehat{=}$ kPa)	0–20 (0–2)
SIMV	ja
MMV	nein
CPAP (mbar) ($\widehat{=}$ kPa)	bis 20 (bis 2)
Demand-flow-Sensitivität (mbar) ($\widehat{=}$ kPa)	bis $-0,5$ (bis $-0,05$)
Assistierte Beatmung, Trigger (mbar) ($\widehat{=}$ kPa)	-2 bis -25 ($-0,2$ bis $-2,5$)
Inspiratorische Atemhilfe (ASB, IHS, EMMV etc.)	nein
Arbeitsdruck (mbar) ($\widehat{=}$ kPa)	variabel bis 100 (bis 10)
O_2-Konzentration	stufenlos einstellbar

Monitoring (M)/Alarmanzeigen (A)

	M	A
F_IO_2	$-^1$	$-^1$
Atemzugvolumen	$-^1$	$-$
Atemminutenvolumen	$-^1$	$-^1$
Atemwegsspitzendruck	+	+
Atemmitteldruck	$-^1$	$-$
Plateaudruck	+	$-$
PEEP	+	$-$
Atemfrequenz	$-^1$	$-$
Fluß (I/E)	$-^1$	$-$
Compliance	$-^1$	$-$
Resistance	$-^1$	$-$
Endexspiratorische CO_2-Messung	$-^1$	$-^1$
Schnittstellen	RS 232 C	

Ergonomische Aspekte	Beurteilung
Bedienung[b]	leicht
Lesbarkeit[c]	gut
Geräuschentwicklung[d]	mittel
Handlichkeit	nein
Reparaturanfälligkeit[e]	mittel
Schulungsmöglichkeit	ja
Wartung	alle 6 Monate

* Bewertungs-/Beurteilungskategorien:
[a] Gesamteindruck: sehr gut/gut/befriedigend/unzureichend
[b] Bedienung: leicht/umständlich
[c] Lesbarkeit: gut/schlecht
[d] Geräuschentwicklung: leise/mittel/laut
[e] Reparaturanfälligkeit: häufig/mittel/selten

---

[1] Nur über Zusatzeinrichtung

Fabrikat/Typ	Dräger UV 2
Einführungsjahr	1983
Listenpreis (März 1986)	ca. DM 31500
MedGV 86	ja
Noch im Handel	ja
Gesamteindruck[a]	befriedigend
Anwendungsbereich	
Patientenalter	ab 1 Jahr
Stationsgerät	ja
Transportgerät	nein
Umschaltung auf manuelle Beatmung	ja
Langzeitbeatmung	ja
Ausstattung/Einstellmöglichkeiten	
Steuerung	Zeit
Inspiratorischer Fluß (l/min)	10–120
Atemzugvolumen (ml)	20–1600
Atemminutenvolumen (l/min)	maximal 30
Beatmungsfrequenz (/min)	1–70
Atemzyklus	variabel
PEEP (mbar) ($\triangleq$ kPa)	0–20 (0–2)
SIMV	ja
MMV	nein
CPAP (mbar) ($\triangleq$ kPa)	bis 20 (bis 2)
Demand-flow-Sensitivität (mbar) ($\triangleq$ kPa)	bis $-0,5$ (bis $-0,05$)
Assistierte Beatmung, Trigger (mbar) ($\triangleq$ kPa)	-2 bis -25 ($-0,2$ bis $-2,5$)
Inspiratorische Atemhilfe (ASB, IHS, EMMV etc.) (mbar) ($\triangleq$ kPa)	0 bis 35 (0 bis 3,5)
Arbeitsdruck (mbar) ($\triangleq$ kPa)	variabel bis 100 (bis 10)
O_2-Konzentration	stufenlos einstellbar

Monitoring (M)/Alarmanzeigen (A)

	M	A
F_iO_2	−[1]	−[1]
Atemzugvolumen	−[1]	−
Atemminutenvolumen	−[1]	−[1]
Atemwegsspitzendruck	+	+
Atemmitteldruck	−[1]	−
Plateaudruck	+	−
PEEP	+	−
Atemfrequenz	−[1]	−
Fluß (I/E)	−[1]	−
Compliance	−[1]	−
Resistance	−[1]	−
Endexspiratorische CO_2Messung	−[1]	−
Schnittstellen	RS 232 C	

Ergonomische Aspekte	Beurteilung
Bedienung[b]	leicht
Lesbarkeit[c]	gut
Geräuschentwicklung[d]	mittel
Handlichkeit	nein
Reparaturanfälligkeit[e]	mittel
Schulungsmöglichkeit	ja
Wartung	alle 6 Monate

* Bewertungs-/Beurteilungskategorien:
[a] Gesamteindruck: sehr gut/gut/befriedigend/unzureichend
[b] Bedienung: leicht/umständlich
[c] Lesbarkeit: gut/schlecht
[d] Geräuschentwicklung: leise/mittel/laut
[e] Reparaturanfälligkeit: häufig/mittel/selten

---

[1] Nur über Zusatzeinrichtung.

Fabrikat/Typ	Dräger Oxylog
Einführungsjahr	1978
Listenpreis (März 1986)	ca. DM 3180
MedGV 86	ja
Noch im Handel	ja
Gesamteindruck[a]	gut
Anwendungsbereich	
Patientenalter	ab 2 Jahre
Stationsgerät	nein
Transportgerät	ja
Umschaltung auf manuelle Beatmung	nein
Langzeitbeatmung	nein
Ausstattung/Einstellmöglichkeiten	
Steuerung	Zeit
Inspiratorischer Fluß (l/min)	–
Atemzugvolumen (ml)	–
Atemminutenvolumen (l/min)	2–20
Beatmungsfrequenz (/min)	10–35
Atemzyklus	fest
PEEP (mbar) ($\widehat{=}$ kPa)	nein
SIMV	nein
MMV	nein
CPAP (mbar) ($\widehat{=}$ kPa)	nein
Demand-flow-Sensitivität (bar) ($\widehat{=}$ kPa)	nein
Assistierte Beatmung, Trigger (mbar) ($\widehat{=}$ kPa)	nein
Inspiratorische Atemhilfe (ASB, IHS, EMMV etc.)	nein
Arbeitsdruck (mbar) ($\widehat{=}$ kPa)	45–75 (4,5–7,5)
O_2-Konzentration	2 verschiedene Festeinstellungen

Monitoring (M)/Alarmanzeigen (A)

	M	A
F_IO_2	–	–
Atemzugvolumen	–	–
Atemminutenvolumen	–	–
Atemwegsspitzendruck	+[1]	–
Atemmitteldruck	–	–
Plateaudruck	–	–
PEEP	–	–
Atemfrequenz	–	–
Fluß (I/E)	–	–
Compliance	–	–
Resistance	–	–
Endexspiratorische CO_2-Messung	–	–
Schnittstellen	\multicolumn{2}{c}{nein}

Ergonomische Aspekte	Beurteilung
Bedienung[b]	leicht
Lesbarkeit[c]	gut
Geräuschentwicklung[d]	laut
Handlichkeit	ja
Reparaturanfälligkeit[e]	selten
Schulungsmöglichkeit	ja
Wartung	alle 6 Monate

* Bewertungs-/Beurteilungskategorien:
[a] Gesamteindruck: sehr gut/gut/befriedigend/unzureichend
[b] Bedienung: leicht/umständlich
[c] Lesbarkeit: gut/schlecht
[d] Geräuschentwicklung: leise/mittel/laut
[e] Reparaturanfälligkeit: häufig/mittel/selten

---

[1] Manometer.

Fabrikat/Typ	Engström ER 300
Einführungsjahr	1965
Listenpreis (Jahr)	
MedGV 86	
Noch im Handel	nein
Gesamteindruck[a]	befriedigend
Anwendungsbereich	
Patientenalter	ab 10 Jahre
Stationsgerät	ja
Transportgerät	nein
Umschaltung auf manuelle Beatmung	ja
Langzeitbeatmung	ja
Ausstattung/Einstellmöglichkeiten	
Steuerung	Zeit
Inspiratorischer Fluß (l/min)	20 bei O_2, 15 bei N_2O, 30 bei Luft
Atemzugvolumen (ml)	Nomogramm
Atemminutenvolumen (l/min)	0–30
Beatmungsfrequenz (/min)	12–35
Atemzyklus	fest
PEEP (mbar) ($\triangleq$ kPa)	0–20 (0–2)
SIMV	nein
MMV	nein
CPAP (mbar) ($\triangleq$ kPa)	nein
Demand-flow-Sensitivität (mbar) ($\triangleq$ kPa)	nein
Assistierte Beatmung, Trigger (mbar) ($\triangleq$ kPa)	nein
Inspiratorische Atemhilfe (ASB, IHS, EMMV etc.)	nein
Arbeitsdruck (mbar) ($\triangleq$ kPa)	variabel 50–100 (5–10)
O_2-Konzentration	stufenlos einstellbar

Monitoring (M)/Alarmanzeigen (A)

	M	A
F_IO_2	–	–
Atemzugvolumen	–	–
Atemminutenvolumen	–	–
Atemwegsspitzendruck	+[1]	+
Atemmitteldruck	–	–
Plateaudruck	–	–
PEEP	–	–
Atemfrequenz	–	–
Fluß (I/E)	–	–
Compliance	–	–
Resistance	–	–
Endexspiratorische CO_2-Messung	–	–
Schnittstellen	nein	

Ergonomische Aspekte	Beurteilung
Bedienung[b]	leicht
Lesbarkeit[c]	gut
Geräuschentwicklung[d]	mittel
Handlichkeit	nein
Reparaturanfälligkeit[e]	selten
Schulungsmöglichkeit	ja
Wartung	1mal/Jahr

* Bewertungs-/Beurteilungskategorien:
[a] Gesamteindruck: sehr gut/gut/befriedigend/unzureichend
[b] Bedienung: leicht/umständlich
[c] Lesbarkeit: gut/schlecht
[d] Geräuschentwicklung: leise/mittel/laut
[e] Reparaturanfälligkeit: häufig/mittel/selten

---

[1] Manometer.

Fabrikat/Typ	Engström Erica (altes Modell)
Einführungsjahr	1980
Listenpreis	ca. DM 40000
MedGV 86	ja
Noch im Handel	ja
Gesamteindruck[a]	befriedigend
Anwendungsbereich	
Patientenalter	ab 1 Jahr
Stationsgerät	ja
Transportgerät	nein
Umschaltung auf manuelle Beatmung	nein
Langzeitbeatmung	ja
Ausstattung/Einstellmöglichkeiten	
Steuerung	Volumen (Atemzugvolumen)
Inspiratorischer Fluß (l/min)	24–150
Atemzugvolumen (ml)	100–2000
Atemminutenvolumen (l/min)	maximal 30
Beatmungsfrequenz (/min)	0,4–40
Atemzyklus	variabel
PEEP (mbar) ($\hat{=}$ kPa)	0–30 (3)
SIMV	ja
MMV	ja
CPAP (mbar) ($\hat{=}$ kPa)	0–30 (3)
Demand-flow-Sensitivität (mbar) ($\hat{=}$ kPa)	−0,5 (−0,05)
Assistierte Beatmung, Trigger (mbar $\hat{=}$ kPa)	−1,3 bis −1,5 (−0,13 bis −0,15)
Inspiratorische Atemhilfe (ASB, IHS, EMMV etc.) (mbar) ($\hat{=}$ kPa)	0–30 (0–3)
Arbeitsdruck (mbar) ($\hat{=}$ kPa)	120 (12; flußabhängig)
O_2-Konzentration	stufenlos einstellbar

Monitoring (M)/Alarmanzeigen (A)

	M	A
F_IO_2	+	−
Atemzugvolumen	+	−
Atemminutenvolumen	+	+
Atemwegsspitzendruck	+	−
Atemmitteldruck	+	−
Plateaudruck	−	−
PEEP	+	−
Atemfrequenz	−	−
Fluß (I/E)	−	−
Compliance	+	−
Resistance	+	−
Endexspiratorische CO_2-Messung	−[1]	−
Schnittstellen	ja	

Ergonomische Aspekte	Beurteilung
Bedienung[b]	leicht
Lesbarkeit[c]	gut
Geräuschentwicklung[d]	mittel
Handlichkeit	ja
Reparaturanfälligkeit[e]	selten
Schulungsmöglichkeit	ja
Wartung	alle 6 Monate

* Bewertungs-/Beurteilungskategorien:
[a] Gesamteindruck: sehr gut/gut/befriedigend/unzureichend
[b] Bedienung: leicht/umständlich
[c] Lesbarkeit: gut/schlecht
[d] Geräuschentwicklung: leise/mittel/laut
[e] Reparaturanfälligkeit: häufig/mittel/selten

---

[1] Nur über Zusatzeinrichtung.

Fabrikat/Typ	Engström Erica (neues Modell)
Einführungsjahr	1986
Listenpreis	ca. DM 41 000
MedGV 86	ja
Noch im Handel	ja
Gesamteindruck[a]	sehr gut
Anwendungsbereich	
Patientenalter	ab 1 Jahr
Stationsgerät	ja
Transportgerät	nein
Umschaltung auf manuelle Beatmung	nein
Langzeitbeatmung	ja
Ausstattung	Einstellmöglichkeiten
Steuerung	Volumen (Atemzugvolumen)
Inspiratorischer Fluß (l/min)	24–150
Atemzugvolumen (ml)	100–2000
Atemminutenvolumen (l/min)	bis 30
Beatmungsfrequenz (/min)	0,8–60
Atemzyklus	variabel
PEEP (mbar) ($\triangleq$ kPa)	0–30 (0–3)
SIMV	ja
MMV	ja
CPAP (mbar) ($\triangleq$ kPa)	0–30 (0–3)
Demand-flow-Sensitivität (mbar) ($\triangleq$ kPa)	−0,5 bis −0,7 (−0,05 bis −0,07)
Assistierte Beatmung, Trigger (mbar $\triangleq$ kPa)	−0,4 bis −3,4 (−0,04 bis −0,34)
Inspiratorische Atemhilfe (ASB, IHS, EMMV etc.) (mbar) ($\triangleq$ kPa)	0–30 (0–3)
Arbeitsdruck (mbar) ($\triangleq$ kPa)	120 (12; flußabhängig)
O_2-Konzentration	stufenlos einstellbar

Monitoring (M)/Alarmanzeigen (A)

	M	A
F_IO_2	+	−
Atemzugvolumen	+	−
Atemminutenvolumen	+	+
Atemwegsspitzendruck	+	−
Atemmitteldruck	+	−
Plateaudruck	−	−
PEEP	+	−
Atemfrequenz	−	−
Fluß (I/E)	−	−
Compliance	+	−
Resistance	+	−
Endexspiratorische CO_2-Messung	−[1]	−
Schnittstellen	ja	

Ergonomische Aspekte	Beurteilung
Bedienung[b]	leicht
Lesbarkeit[c]	gut
Geräuschentwicklung[d]	mittel
Handlichkeit	ja
Reparaturanfälligkeit[e]	selten
Schulungsmöglichkeit	ja
Wartung	alle 6 Monate

* Bewertungs-/Beurteilungskategorien:
[a] Gesamteindruck: sehr gut/gut/befriedigend/unzureichend
[b] Bedienung: leicht/umständlich
[c] Lesbarkeit: gut/schlecht
[d] Geräuschentwicklung: leise/mittel/laut
[e] Reparaturanfälligkeit: häufig/mittel/selten

---

[1] Nur über Zusatzeinrichtung.

Fabrikat/Typ	Hamilton Veolar
Einführungsjahr	1984
Listenpreis (Januar 1986)	ca. DM 38000 (Basisinstrument)
MedGV 86	ja
Noch im Handel	ja
Gesamteindruck[a]	gut
Anwendungsbereich	
Patientenalter	ab 3 Jahre
Stationsgerät	ja
Transportgerät	nein
Umschaltung auf manuelle Beatmung	nein
Langzeitbeatmung	ja
Ausstattung/Einstellmöglichkeiten	
Steuerung	Zeit, Fluß
Inspiratorischer Fluß (l/min)	2–180
Atemzugvolumen (ml)	20–2000
Atemminutenvolumen (l/min)	1–40
Beatmungsfrequenz (/min)	5–60
Atemzyklus	variabel
PEEP (mbar) ($\triangleq$ kPa)	0–50 (0–5)
SIMV	ja
MMV	ja
CPAP (mbar) ($\triangleq$ kPa)	bis 50 (bis 5)
Demand-flow-Sensitivität (mbar) ($\triangleq$ kPa)	−1 bis −1,5 (−0,1 bis −0,15)
Assistierte Beatmung, Trigger (mbar) ($\triangleq$ kPa)	−1 bis −15 (−0,1 bis −1,5)
Inspiratorische Atemhilfe (ASB, IHS, EMMV etc.) (mbar, $\triangleq$ kPa)	0–50 (0–5)
Arbeitsdruck (mbar) ($\triangleq$ kPa)	fest
O_2-Konzentration	stufenlos einstellbar

Monitoring (M)/Alarmanzeigen (A)

	M	A
F_IO_2	+	+
Atemzugvolumen	+ (I, E)	–
Atemminutenvolumen	+	+
Atemwegsspitzendruck	+	+
Atemmitteldruck	+	–
Plateaudruck	+	–
PEEP	+	–
Atemfrequenz	+	+
Fluß (I/E)	–	–
Compliance	+[1]	–
Resistance	+[1]	–
Endexspiratorische CO_2-Messung	–	–
Schnittstellen	optional	

Ergonomische Aspekte	Beurteilung
Bedienung[b]	umständlich
Lesbarkeit[c]	gut
Geräuschentwicklung[d]	leise
Handlichkeit	nein
Reparaturanfälligkeit[e]	selten
Schulungsmöglichkeit	ja
Wartung	1mal/Jahr (nach 5000 Betriebsstunden)

* Bewertungs-/Beurteilungskategorien:
[a] Gesamteindruck: sehr gut/gut/befriedigend/unzureichend
[b] Bedienung: leicht/umständlich
[c] Lesbarkeit: gut/schlecht
[d] Geräuschentwicklung: leise/mittel/laut
[e] Reparaturanfälligkeit: häufig/mittel/selten

---

[1] Trend über 15 min und 2 h.

Fabrikat/Typ	Ohmeda CPU 1
Einführungsjahr	1986
Listenpreis	ca. DM 57000
MedGV 86	ja
Noch im Handel	ja
Gesamteindruck[a]	gut
Anwendungsbereich	
Patientenalter	ab 1 Jahr
Stationsgerät	ja
Transportgerät	nein
Umschaltung auf manuelle Beatmung	nein
Langzeitbeatmung	ja
Ausstattung/Einstellmöglichkeiten	
Steuerung	Zeit
Inspiratorischer Fluß (l/min)	3–120
Atemzugvolumen (ml)	20–6000
Atemminutenvolumen (l/min)	1–50
Beatmungsfrequenz (/min)	0,5–66
Atemzyklus	variabel
PEEP (mbar) ($\hat{=}$ kPa)	0–29 (2,9 kPa)
SIMV	ja
MMV	ja
CPAP (mbar) ($\hat{=}$ kPa)	0 bis 30 (0 bis 3)
Demand-flow-Sensitivität (mbar) ($\hat{=}$ kPa)	−0,8 bis −1,2 (−0,08 bis −0,12)
Assistierte Beatmung, Trigger (mbar) ($\hat{=}$ kPa)	0–10 (0–1)
Inspiratorische Atemhilfe (ASB, IHS, EMMV etc.)	nein
Arbeitsdruck (mbar) ($\hat{=}$ kPa)	fest
O$_2$-Konzentration	stufenlos einstellbar

Monitoring (M)/Alarmanzeigen (A)	M	A
F_IO_2	$+^1$	–
Atemzugvolumen	+	+
Atemminutenvolumen	+ (E)	+ (E)
Atemwegsspitzendruck	$+^2$	$+^2$
Atemmitteldruck	–	–
Plateaudruck	$+^2$	–
PEEP	+	–
Atemfrequenz	+	–
Fluß (I/E)	–	–
Compliance	–	–
Resistance	–	–
Endexspiratorische CO_2-Messung	–	–
Schnittstellen	RS 2 32 C	

Ergonomische Aspekte	Beurteilung
Bedienung[b]	leicht
Lesbarkeit[c]	gut
Geräuschentwicklung[d]	leise
Handlichkeit	ja
Reparaturanfälligkeit[e]	mittel
Schulungsmöglichkeit	nein
Wartung	nach 2000 Betriebsstunden

* Bewertungs-/Beurteilungskategorien:
[a] Gesamteindruck: sehr gut/gut/befriedigend/unzureichend
[b] Bedienung: leicht/umständlich
[c] Lesbarkeit: gut/schlecht
[d] Geräuschentwicklung: leise/mittel/laut
[e] Reparaturanfälligkeit: häufig/mittel/selten

---

[1] Nur über Zusatzeinrichtung.
[2] Manometer.

Fabrikat/Typ	Penlon Nuffield Anaesthesia Ventilator Series 200
Einführungsjahr	1976/77
Listenpreis	ca. DM 4690
MedGV 86	Altgerät
Noch im Handel	ja
Gesamteindruck[a]	gut
Anwendungsbereich	
Patientenalter	ab 3 Jahre
Stationsgerät	nein
Transportgerät	ja
Umschaltung auf manuelle Beatmung	nein
Langzeitbeatmung	nein
Ausstattung/Einstellmöglichkeiten	
Steuerung	Zeit
Inspiratorischer Fluß (l/min)	15-60
Atemzugvolumen (ml)	50-2000
Atemminutenvolumen (l/min)	1-30
Beatmungsfrequenz (/min)	10-85
Atemzyklus	variabel
PEEP (mbar) ($\triangleq$ kPa)	–
SIMV	nein
MMV	nein
CPAP (mbar) ($\triangleq$ kPa)	nein
Demand-flow-Sensitivität (mbar) ($\triangleq$ kPa)	nein
Assistierte Beatmung, Trigger (mbar) ($\triangleq$ kPa)	nein
Inspiratorische Atemhilfe (ASB, IHS, EMMV etc.)	nein
Arbeitsdruck (mbar) ($\triangleq$ kPa)	
O_2-Konzentration	Festeinstellung

Monitoring (M)/Alarmanzeigen (A)

	M	A
F_IO_2	–	–
Atemzugvolumen	–	–
Atemminutenvolumen	–	–
Atemwegsspitzendruck	+[1]	–
Atemmitteldruck	–	–
Plateaudruck	–	–
PEEP	–	–
Atemfrequenz	–	–
Fluß (I/E)	–	–
Compliance	–	–
Resistance	–	–
Endexspiratorische CO_2-Messung	–	–
Schnittstellen	nein	

Ergonomische Aspekte	Beurteilung
Bedienung[b]	leicht
Lesbarkeit[c]	gut
Geräuschentwicklung[d]	mittel
Handlichkeit	ja
Reparaturanfälligkeit[e]	selten
Schulungsmöglichkeit	ja
Wartung	1mal/Jahr

* Bewertungs-/Beurteilungskategorien:
[a] Gesamteindruck: sehr gut/gut/befriedigend/unzureichend
[b] Bedienung: leicht/umständlich
[c] Lesbarkeit: gut/schlecht
[d] Geräuschentwicklung: leise/mittel/laut
[e] Reparaturanfälligkeit: häufig/mittel/selten

---

[1] Manometer.

Fabrikat/Typ	Siemens SV 900 B
Einführungsjahr	1974/75
Listenpreis (Jahr)	
MedGV 86	ja
Noch im Handel	nein
Gesamteindruck[a]	gut
Anwendungsbereich	
Patientenalter	ab 1 Jahr
Stationsgerät	ja
Transportgerät	ja
Umschaltung auf manuelle Beatmung	ja
Langzeitbeatmung	ja
Ausstattung/Einstellmöglichkeiten	
Steuerung	Zeit
Inspiratorischer Fluß (l/min)	0–96 (spontan 0–180)
Atemzugvolumen (ml)	10–2400
Atemminutenvolumen (l/min)	maximal 30
Beatmungsfrequenz (/min)	6–60
Atemzyklus	variabel
PEEP (mbar) ($\widehat{=}$ kPa)	0–20 (0–2) oder 0–50 (0–5)
SIMV	ja
MMV	nein
CPAP (mbar) ($\widehat{=}$ kPa)	0–20 (0–2) oder 0–50 (0–5)
Demand-flow-Sensitivität (mbar) ($\widehat{=}$ kPa)	bis −1 (bis −0,1)
Assistierte Beatmung, Trigger (mbar) ($\widehat{=}$ kPa)	−1 bis −20 (−0,1 bis −2)
Inspiratorische Atemhilfe (ASB, IHS, EMMV etc.)	nein
Arbeitsdruck (mbar) ($\widehat{=}$ kPa)	0–100 (0–10)
O_2-Konzentration	stufenlos einstellbar

Monitoring (M)/Alarmanzeigen (A)

	M	A
F_IO_2	+	−
Atemzugvolumen	−	−
Atemminutenvolumen	+	+
Atemwegsspitzendruck	+	+
Atemmitteldruck	−	−
Plateaudruck	−	−
PEEP	+	−
Atemfrequenz	−	−
Fluß (I/E)	−	−
Compliance	−[1]	−
Resistance	−[1]	−
Endexspiratorische CO_2-Messung	−[1]	−
Schnittstellen	ja	

Ergonomische Aspekte	Beurteilung
Bedienung[b]	leicht
Lesbarkeit[c]	gut
Geräuschentwicklung[d]	leise
Handlichkeit	ja
Reparaturanfälligkeit[e]	selten
Schulungsmöglichkeit	ja
Wartung	alle 6 Monate (nach 1000 Betriebsstunden)

* Bewertungs-/Beurteilungskategorien:
[a] Gesamteindruck: sehr gut/gut/befriedigend/unzureichend
[b] Bedienung: leicht/umständlich
[c] Lesbarkeit: gut/schlecht
[d] Geräuschentwicklung: leise/mittel/laut
[e] Reparaturanfälligkeit: häufig/mittel/selten

---

[1] Nur über Zusatzeinrichtung.

Fabrikat/Typ	Siemens SV 900 C
Einführungsjahr	1981
Listenpreis	ca. DM 38000
MedGV 86	ja
Noch im Handel	ja
Gesamteindruck[a]	sehr gut
Anwendungsbereich	
Patientenalter	ab 1 Jahr
Stationsgerät	ja
Transportgerät	ja
Umschaltung auf manuelle Beatmung	ja
Langzeitbeatmung	ja
Ausstattung/Einstellmöglichkeiten	
Steuerung	Zeit, Druck
Inspiratorischer Fluß (l/min)	0–96 (spontan 0–180)
Atemzugvolumen (ml)	10–2400
Atemminutenvolumen (l/min)	0–40
Beatmungsfrequenz (/min)	5–120
Atemzyklus	variabel
PEEP (mbar) ($\widehat{=}$ kPa)	0–50 (0–5)
SIMV	ja
MMV	nein
CPAP (mbar) ($\widehat{=}$ kPa)	bis 50 (bis 5)
Demand-flow-Sensitivität (mbar) ($\widehat{=}$ kPa)	bis −0,5 (bis −0,05)
Assistierte Beatmung, Trigger (mbar) ($\widehat{=}$ kPa)	0 bis −20 (0 bis −2)
Inspiratorische Atemhilfe (ASB, IHS, EMMV etc.) (mbar) ($\widehat{=}$ kPa)	0 bis 30 (0 bis 3)
Arbeitsdruck (mbar) ($\widehat{=}$ kPa)	variabel 0–120 (0–12)
O_2-Konzentration	stufenlos einstellbar

Monitoring (M)/Alarmanzeigen (A)

	M	A
F_IO_2	+	−
Atemzugvolumen	+	−
Atemminutenvolumen	+	+
Atemwegsspitzendruck	+	+
Atemmitteldruck	+	−
Plateaudruck	+	−
PEEP	+	−
Atemfrequenz	+	−
Fluß (I/E)	−	−
Compliance	−[1]	−
Resistance	−[1]	−
Endexspiratorische CO_2-Messung	−[1]	−
Schnittstellen	ja	

Ergonomische Aspekte	Beurteilung
Bedienung[b]	leicht
Lesbarkeit[c]	gut
Geräuschentwicklung[d]	leise
Handlichkeit	ja
Reparaturanfälligkeit[e]	mittel
Schulungsmöglichkeit	ja
Wartung	alle 6 Monate

* Bewertungs-/Beurteilungskategorien:
[a] Gesamteindruck: sehr gut/gut/befriedigend/unzureichend
[b] Bedienung: leicht/umständlich
[c] Lesbarkeit: gut/schlecht
[d] Geräuschentwicklung: leise/mittel/laut
[e] Reparaturanfälligkeit: häufig/mittel/selten

---

[1] Nur über Zusatzeinrichtung.

Fabrikat/Typ	Siemens SV 900 D
Einführungsjahr	1984
Listenpreis	ca. DM 30000
MedGV 86	ja
Noch im Handel	ja
Gesamteindruck[a]	sehr gut
Anwendungsbereich	
Patientenalter	ab 1 Jahr
Stationsgerät	ja
Transportgerät	ja
Umschaltung auf manuelle Beatmung	ja
Langzeitbeatmung	ja
Ausstattung/Einstellmöglichkeiten	
Steuerung	Zeit, Druck
Inspiratorischer Fluß (l/min)	0–96 (spontan 0–180)
Atemzugvolumen (ml)	10–2400
Atemminutenvolumen (l/min)	30
Beatmungsfrequenz (/min)	5–120
Atemzyklus	variabel
PEEP (mbar) ($\hat{=}$ kPa)	0–50 (0–5)
SIMV	nein
MMV	nein
CPAP (mbar) ($\hat{=}$ kPa)	bis 50 (bis 5)
Demand-flow-Sensitivität (mbar) $\hat{=}$ kPa)	bis $-0,5$ (bis $-0,05$)
Assistierte Beatmung, Trigger (mbar) ($\hat{=}$ kPa)	0 bis -20 (0 bis -2)
Inspiratorische Atemhilfe (ASB, IHS, EMMV etc.) (mbar) ($\hat{=}$ kPa)	0–30 (0–3)
Arbeitsdruck (mbar) ($\hat{=}$ kPa)	variabel 0–120 (0–12)
O_2-Konzentration	stufenlos einstellbar

Monitoring (M)/Alarmanzeigen (A)	M	A
F_IO_2	+	+
Atemzugvolumen	+	+
Atemminutenvolumen	+	+
Atemwegsspitzendruck	+	+
Atemmitteldruck	+	−
Plateaudruck	+	−
PEEP	+	−
Atemfrequenz	+	−
Fluß (I/E)	−	−
Compliance	−[1]	−
Resistance	−[1]	−
Endexspiratorische CO_2-Messung	−[1]	−
Schnittstellen	ja	

Ergonomische Aspekte	Beurteilung
Bedienung[b]	leicht
Lesbarkeit[c]	gut
Geräuschentwicklung[d]	leise
Handlichkeit	ja
Reparaturanfälligkeit[e]	selten
Schulungsmöglichkeit	ja
Wartung	alle 6 Monate

* Bewertungs-/Beurteilungskategorien:
[a] Gesamteindruck: sehr gut/gut/befriedigend/unzureichend
[b] Bedienung: leicht/umständlich
[c] Lesbarkeit: gut/schlecht
[d] Geräuschentwicklung: leise/mittel/laut
[e] Reparaturanfälligkeit: häufig/mittel/selten

---

[1] Nur über Zusatzeinrichtung.

Sachverzeichnis

AMV 8
Antriebssystem 28
- elektromechanisch 31
- exzentrisch 34
- linear 31
- pneumatisch 37
Assistenz, inspiratorisch 8
-, - ASB 9
-, - IFA 9
-, - IHS 9
-, - PS 9
Atemzeitverhältnis 19
Atemzugvolumen 17, 42

Balgsystem 35
- mit hohem Druckantrieb 37
- Niederdruckantrieb 37
Barotrauma 22
Beatmung
-, Auswirkungen 20
-, Voraussetzung 14
Beatmung, assistierte 7
-, differenzierte 17
-, - Auswirkung, Kreislauf 21
-, Indikation 11
-, Komplikationen 22
-, -, Langzeit 23
-, Modifikation 55
-, nosokomiale Infektionen 23
-, techn. Grundlagen 25
Beatmungsmuster 6
, Beeinflussung 12
Bennett 7200, 7200a 96-102
-, Alarme 100
-, Bedienungselemente 100
-, Bewertung 101
-, Funktionsbeschreibung 96
-, Gasfluß 96
-, Monitoring 100
-, Wartung 101
Bennett MA 1 B 81-87
-, Alarme 85
-, Bewertung 86
-, Funktionsbeschreibung 81
-, Gasfluß 81
-, Monitoring 85
-, Wartung 85
Bennett MA 2 B + 2 95
Bennett MA 2 B 88-94
-, Alarme 92
-, Bewertung 93
-, Funktionsbeschreibung 88
-, Gasfluß 88
-, Monitoring 92
Bird Mark 7 103-107
-, Bewertung 107
-, Gasfluß 105
-, Funktionsbeschreibung 103
Blendenventile 37

CFV 60
CMV 7, 56
Coanda-Effekt 52, 54
Compliance 15
Continuous-flow-Prinzip 59, 61
Constant-flow Respirator 31
CPAP 9, 17, 19, 60
-, Continuous flow 62

CPAP, Demand flow 63
-, interm. Masken 19
CPPV 7

Demand-flow-Prinzip 59
DMMV 8, 113
Doppelkreissystem 31, 35
Dräger EV-A 108–116
-, Alarme 114
-, Bewertung 115
-, Einstellung Insp. Fluß 112
-, Gasfluß 108
-, IPPV-Funktion 110
-, man. Start 112
-, Monitoring 114
-, Verlängerung Insp. 112
-, Wartung 115
-, Zeitsteuerung 112
Dräger Oxylog 123–127
-, Bewertung 126
-, Funktionsbeschreibung 123
-, Gasfluß 123
-, Wartung 126
Dräger UV1, UV2 117–122
-, Alarme 120
-, Bewertung 121
-, Funktionsbeschreibung 117
-, Gasfluß 117
-, Monitoring 120
-, Wartung 121
Drosselventile 37
Druckgenerator 29
Druckregelventile 38
Durchflußwandler 49

Einzelkreissystem 31
EMMV 8, 141, 143, 145
Emphysem 22
-, mediastinal 22
-, subcutan 22
Engström ER 300 128–134
-, Alarme 132
-, Bewertung 133
-, Funktionsbeschreibung 128
-, Gasfluß 128

-, Monitoring 132
-, Wartung 133
Engström Erica 135–146
-, Alarme 140
-, Bewertung 143
-, Funktionsbeschreibung 135
-, Gasfluß 135
-, Monitoring 139
-, Wartung 143
Entrainment 39

Flip-Flop Element 52, 54
Fluidicsteuerung 52
Frequenz 19

Gallacchi Turbo-PEEP-Weaner 147–150
-, Alarme 148
-, Bewertung 150
-, Funktionsbeschreibung 147
-, Monitoring 148
-, Wartung 149

Hamilton Veolar 151–156
-, Alarme 154
-, Bewertung 155
-, Funktionsbeschreibung 151
-, Gasfluß 151
-, Monitoring 154
-, Wartung 155
Hautemphysem 22
HFPPV 143
Hitzdrahtanemometer 49
HPS-Ventil 39

IDV 8
IFA 9, 64
IHS 9, 145
IMV 7, 56
Inspirationsdruck 18
Inspiratorische Pause 57
-, Hold 57
-, Plateau 57
IPPV 7, 56

Kolbenpumpen 31, 34
kont. pos. Atemwegsdruck s. CPAP

Mikroprozessorsteuerung 54
MMV 8, 59

Ohmeda CPU 1, 157–162
-, Alarme 161
-, Bewertung 162
-, Funktionsbeschreibung 157
-, Gasfluß 157
-, Monitoring 161
-, Wartung 162

Patient, beatmet 14
-, Auswirkungen 20
-, Voraussetzung 14
PEEP 7, 17, 19
-, Federventil 44
-, Magnetventil 46
-, Venturi 44
Penlon, Nuffield Anaesthesia Ventilator Series 163–166, 200
-, Bewertung 166
-, Funktionsbeschreibung 163
-, Gasfluß 163
-, Wartung 166
Pneumoperikard 22
positiv endexspiratorischer Druck s. PEEP

Resistance 15
Respirator
-, Alarme 68, 70
-, Anforderungen 66
-, Anschlußmöglichkeiten 71
-, Ausstattung 68
-, -, Sicherheitsvorkehrungen 69, 70
-, Einstellgrößen 13
-, Einstellungsmöglichkeiten 71
-, ergonomische Gesichtspunkte 71
-, -, Bedienung 72
-, -, Gebrauchsblickfeld 75
-, -, Greiffläche 75
-, -, Größe 72
-, -, Kopplungsmechanismen 75
-, -, Korrespondierende Werte 75
-, -, Lesbarkeit 72
-, -, Rückmeldung 73
-, geschichtliche Entwicklung 66
-, Klassifizierung 26
-, Monitoring 68, 70
-, Schnittstellen 71
-, Servicearbeiten 75
-, -, Kosten 75

Seufzer 7
Siemens SV 900 C 167–177
-, Alarme 172
-, Bewertung 174
-, Funktionsbeschreibung 167
-, Gasfluß 167
-, Monitoring 172
-, Wartung 173
Siemens, tabell. Vergleich SV 900 B, C, D 178–181
SIMV 7, 59
Steuerung
-, Druck 27
-, Exspiration 44
-, Fluß 27
-, Inspiration 41
-, -, Druck 42
-, -, Fluß 42
-, -, Volumen 42
-, Parallel 27
-, Volumen 27
-, Zeit 26
Strömungsgenerator 28

Totraumventilation 8
Trigger 7, 44, 47, 59
-, elektronisch 47
-, pneumatisch 49

Venturi Prinzip 37, 44

Zeitkonstante 15, 16